ALIMENTOS ANTICÁNCER

ALIMENTOS ANTICÁNCER

BLANCA HERP

© 2017, Blanca Herp
© 2017, Redbook Ediciones, s. l., Barcelona

Diseño de cubierta: Regina Richling
Diseño interior: Primo Tempo

ISBN: 978-84-9917-463-1
Depósito legal: B-11.314-2017

Impreso por Sagrafic, Plaza Urquinaona 14, 7º-3ª 08010 Barcelona
Impreso en España - *Printed in Spain*

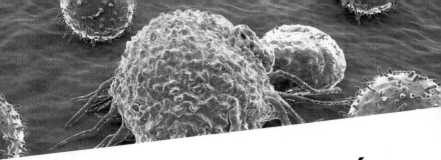

¿POR QUÉ TANTO CÁNCER?

EL AUMENTO DEL CÁNCER Y EL DESARROLLO DE SOLUCIONES

«Siempre he pensado que el problema de la medicina científica consiste en que no es lo suficientemente científica. La medicina de hoy en día solo llegará a ser verdaderamente científica cuando médicos y pacientes hayan aprendido a manejar las fuerzas, tanto físicas como mentales, que actúan a través de la «vis medicatrix naturae» (el poder curativo de la naturaleza).»

PROF. RENÉ DUBOS

No deja de ser significativa esta observación, hecha por el descubridor del primer antibiótico comercializado en 1939. En una línea coherente de su sincera preocupación por la salud, este profesor de la Universidad Rockefeller de Nueva York iniciaba en la ONU, en 1972, la primera «Cumbre de la Tierra».

En estas últimas décadas el cáncer ha ido creciendo de forma espectacular en los países «desarrollados» y ya es reconocido como «la epidemia del siglo XXI». Su incidencia va en aumento y se calcula que una de cada tres personas, nada menos, lo padecerá a lo largo de su vida.

A cambio, cada vez sabemos más sobre las causas de fondo que lo provocan y sobre la forma de remediarlo. Todo el mundo reconoce lo difícil que resulta vivir sanos en un planeta enfermo, y en estos últimos años, diversos científicos e investigadores, como el Dr. Richard Béliveau, desde el Quebec, Canadá, han descubierto la decisiva importancia de lo que comemos en el desarrollo y en el tratamiento del cáncer. Un 35% de los cánceres están causados directamente por la alimentación, pero de forma indirecta el porcentaje es aún mayor. La buena noticia es que se conocen ya muchas de las sustancias que pueden inhibirlo y los alimentos que las contienen, como las frutas y verduras frescas (arándanos, granada, limón, açai, remolacha, té verde, ajos, coles…); por eso las estadísticas son tan elocuentes: una alimentación vegetariana (o incluso flexitariana) y un estilo de vida naturista reducen los casos de cáncer de forma espectacular.

¿Sólo la alimentación?

Sin embargo, nada es la panacea. La alimentación es decisiva, pero sucede algo más, porque se trata de una enfermedad policausal y también hay algún caso de cáncer entre personas vegetarianas. Así que trataremos de ver alguna de esas «otras causas» para dar respuesta a este interrogante.

Por otra parte recordaremos a todos aquellos médicos y naturistas que, hace más de un siglo, establecieron con sus maravillosas intuiciones y observaciones las bases de la medicina natural de hoy día. Un conjunto de tratamientos, visiones y aproximaciones sobre la salud que actúa unida a las corrientes terapéuticas actuales más eficaces. En resumen, una forma de ver la salud mucho más global, preventiva, integrada y personalizada.

Actualmente sabemos mucho más sobre cáncer y alimentación gracias a la labor pionera de aquellos terapeutas entusiastas. Y también disponemos de un caudal de información útil, rigurosa y fiable sobre el cáncer como nunca antes, por la labor divulgativa de médicos como el Dr. David Servan-Schreiber (1961-2011), un auténtico pionero que sobrevivió durante veinte años a un tumor cerebral y logró reunir los elementos importantes que lo producen, junto a los recursos disponibles más destacados.

Junto a Béliveau y Servan-Schreiber, en nuestro país disponemos del testimonio personal de la Dra. Odile Fernández, médica de familia que en 2010 superó un cáncer de ovario en estadio IV con múltiples metástasis. Su importante labor divulgativa es una referencia imprescindible anticáncer, a través de sus libros, blogs, conferencias y actividades de todo tipo.

Hemos procurado resumir, hasta donde nos ha sido posible, todas estas informaciones. Comenzaremos por el entorno del cáncer.

Carcinogénesis

En su introducción al informe de la Agencia Internacional para la Investigación sobre el Cáncer, el director general de la OMS concluía que «los factores externos, tales como el modo de vida y el medio ambiente, pueden llegar a influir en un 80% de los cánceres». De hecho, el mayor triunfo de la medicina occidental en la lucha contra el cáncer es la práctica desaparición del cáncer de estómago en los países industrializados.

En la década de 1960, los médicos residentes estaban muy familiarizados con un tipo de cáncer, el cáncer gástrico, que entonces era muy frecuente; sin embargo, hoy día se trata de una dolencia de la que se habla muy poco en las facultades de Medicina. La desaparición del cáncer gástrico en un lapso de cuarenta años se atribuye a la mejora de la cadena del frío en la alimentación y al menor uso de nitratos y de sal para la conservación de los alimentos: una intervención meramente «medioambiental».

En el ámbito de la Biología y la Medicina, está ampliamente reconocido que muchas sustancias tóxicas presentes en nuestro entorno desempeñan

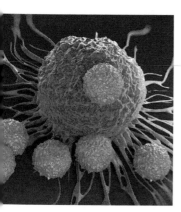

un papel significativo (y a menudo, determinante) en la aparición de las primeras células cancerosas en un organismo, así como, posteriormente, en su transformación en un tumor más agresivo. Este proceso se conoce con el nombre de «carcinogénesis».

El proceso de carcinogénesis no solo hace aparecer la enfermedad, sino que también prosigue su curso después de que haya empezado un cáncer. Por tanto, es esencial buscar formas de protegernos contra las toxinas que estimulan el crecimiento de los tumores, tanto si estamos sanos como si ya tenemos la enfermedad.

Desintoxicación

En la mayoría de las tradiciones médicas de la Antigüedad, desde Hipócrates hasta el Ayurveda, la «desintoxicación» era un concepto fundamental y, hoy día, absolutamente necesario. La idea de desintoxicar, depurar el organismo significa, por un lado, poner fin a la acumulación y, por otro, llevar a cabo una eliminación activa. En el caso del cáncer lo utilizaremos principalmente para referirnos a poner fin a la acumulación de toxinas.

Cualquier persona a la que le hayan diagnosticado un cáncer quiere saber qué podía haber hecho para prevenirlo y qué puede hacer a partir de ahora para evitar que vuelva a aparecer. Hasta hace unos pocos años, las respuestas eran confusas, como mucho se aconsejaba «no fumar» y el resto era muy poco concreto.

La evidente relación entre tabaco y cáncer de pulmón apenas se establecía entre un alimento en particular o nuestro estilo de vida y un cáncer concreto. Por suerte, las cosas han cambiado.

Como hemos comentado, el cáncer es la epidemia de este siglo y su incidencia va en aumento. La OMS estima que, en los próximos quince años, crecerá en un 70% y lo más alarmante es que cada vez es más frecuente entre personas jóvenes.

Las estadísticas señalan que, en 2012, fallecieron más de ocho millones de personas a causa del cáncer de los 13.926.867 de casos diagnosticados. La enfermedad es mucho más frecuente en Estados Unidos y Europa que en Asia y África. Y, además, que los cánceres cuya incidencia ha aumentado más en los últimos años son los de pulmón, mama, colon y próstata, que son precisamente los más relacionados con una mala alimentación y con la exposición a tóxicos ambientales. Se estima que la incidencia de cáncer podría reducirse casi a la mitad (más de un 40%) con una alimentación sana, y de ahí la importancia de cambiar nuestro estilo de vida y alimentación: porque se trata de una poderosa herramienta que nos puede ayudar a prevenir y tratar tan grave enfermedad.

Azúcar, sal y grasas

El periodista y premio Pulitzer Michael Moss ha analizado en su libro *Salt, sugar, fat* (publicado en español bajo el título *Adictos a la comida basura*), cómo manipula la industria los alimentos para que nos convirtamos en adictos a sus productos. Cualquier padre puede comprobarlo cuando su hijo se niega en redondo a comer verdura o, incluso, a masticar. La industria, para estos casos, inventa «panes sin corteza» y, puesto que la fruta, cosechada aún verde, no sabe a nada, la ofrecen preparada en forma de postres y añadiéndole azúcar y todo tipo de aditivos. Los niños han de caminar a través de un campo minado: un sinfín de chuches, trampas y trucos que convierten su educación nutricional en una tarea realmente titánica. ¿Y los mayores? Una gran parte de personas parece relajar sus costumbres alimentarias. Se prefiere masticar menos o una vida más dulce. Se empieza con la introducción de platos preparados junto a productos frescos y la introducción de platos preparados va en aumento.

No se trata de «tener o no tener tiempo», pues esta manera de verlo se convierte en un autoengaño: en realidad preferimos un reparto distinto del tiempo. Queremos estar menos tiempo en la cocina, de forma que los minutos en ella se reducen, mientras que los minutos ante las pantallas aumentan.

Además, todo parece comenzar y terminar con esta triple combinación letal: **azúcar, sal y grasas**, en sofisticadas formulaciones trabajadas por auténticos especialistas de la industria para que las ventas de sus productos se consoliden y aumenten.

Con todo, podemos disponer de importantes ventajas: junto a los cultivos sin venenos de la agricultura ecológica, podemos poner en marcha una infinidad de medidas nutricionales para reeducar el paladar y lograr una vida saludable. La alimentación señala un cambio en nuestro destino.

Células

El cáncer es una enfermedad multifactorial relacionada con el mal funcionamiento de las células, que están programadas para realizar determinadas funciones según el órgano donde se originan, y para crecer, reproducirse y morir de forma controlada. De esta forma, nuestro organismo puede vivir en perfecta armonía y pleno de salud.

Cuando la información que les llega a nuestras células se distorsiona, dejan de recibir las instrucciones correctas para crecer de forma armónica y controlada, comienza el caos y, con ello, el desarrollo del cáncer.

El problema básico de la célula cancerígena es la mala comunicación: el cáncer puede ser considerado como una rebelión de un grupo de células dentro de una sociedad ordenada, pacífica y serena. Cuando un grupo de células se distancian y aíslan de sus vecinas, y crecen de forma autónoma, alteran el orden establecido e invaden al resto de las células. La comunicación intercelular tiene un papel importante en el mantenimiento de esta sociedad ordenada, mientras que el bloqueo de la comunicación intercelular es un factor clave en el proceso de promoción de la carcinogénesis, es decir, el proceso que desemboca en un tumor.

Cuando nuestras células sanas detectan que hay un fallo en su mecanismo, reciben la orden de «suicidarse» para no crear un daño a esta sociedad ordenada, pero cuando existe una mala comunicación y esta célula dañada no recibe la orden adecuada, puede iniciarse el proceso tumoral.

El cáncer es un proceso durante el cual las células sanas, tras sufrir diversos ataques, van experimentando transformaciones que las convierten en «malas y rebeldes», y comienzan a organizarse para crear su propio reino (el tumor) independiente. Si esta nueva población rebelde que se instaura en nuestro organismo consigue crecer y organizarse, puede invadir todo nuestro cuerpo en forma de metástasis.

Cuando la información o las instrucciones que contienen nuestras células en su ADN se distorsiona, se habla de mutación genética y este es el origen del cáncer. Este fallo en la información celular puede ser promovido por un agente externo (carcinógenos), como las radiaciones, las sustancias químicas o la dieta insana, o por la presencia de oncogenes (genes heredados responsables de la transformación de una célula sana en una maligna).

El sistema inmunitario

El sistema inmune de nuestro organismo se encarga de eliminar estas células cuya información está dañada y, con ello, evitar la aparición del cáncer. Este sistema viene a ser como un ejército capaz de eliminar las células que se rebelan e intentan escapar del orden establecido.

Cuando una célula consigue burlar las barreras naturales que nuestro organismo tiene para eliminarlas, aparece el cáncer. A lo largo de la vida todos tendremos, en algún momento, células dañadas (rebeldes), pero no necesariamente desarrollaremos cáncer porque nuestro cuerpo será capaz de eliminarlas.

Desde que se inician las mutaciones hasta que se forma una masa tumoral pueden pasar años, incluso décadas. No se trata, pues, de un proceso instantáneo. El cáncer tiene que ingeniárselas para ganarle la batalla a nuestras defensas naturales y así ir avanzando.

Ahora mismo puede ser un buen momento

Al ser un proceso largo y reversible, nunca es demasiado tarde para empezar a hacer cambios saludables y protectores que pueden retardar o detener el proceso. Porque hoy día sabemos a ciencia cierta (repetimos: «a-ciencia-cierta») que con nuestra alimentación y estilo de vida podemos detener ese proceso.

En los alimentos vegetales existen unas sustancias llamadas «fitoquímicos» que pueden ayudar a nuestras defensas naturales a eliminar células dañadas e, incluso, reparar las células mutadas.

¿Qué causa el cáncer?

Ante todo, es necesario que exista un entorno que estimule y facilite la transformación; un entorno favorable al desarrollo del cáncer. Para que las células mutadas o dañadas se conviertan en células malignas y aparezca el cáncer, se deben dar estas condiciones.

Las células malignas necesitan nutrirse para crecer, así como materiales para construir su propio reino y armas para invadir y destruir los tejidos. Si pensáramos en las células rebeldes como en semillas, veríamos claramente que necesitan obtener de su entorno luz, agua y abono para desarrollarse. Dependiendo de si los obtienen o no, lograrán progresar.

La estrategia para eliminar ese reino maligno sería tratar de atacar y eliminar las semillas, creando un entorno desfavorable para que, si quedan rebeldes con vida, no consigan volver a organizarse y crear un reino independiente.

La medicina oncológica actual procura envenenar las células rebeldes con veneno (quimioterapia) o quemarlas (radioterapia), o bien arrancarlas de raíz (cirugía), pero en ocasiones esto no es suficiente, bien porque no todas las células llegan a envenenarse o quemarse, o bien porque la cirugía no puede llegar a la raíz del problema. Y cuando quedan rebeldes con vida, aprenden a organizarse de forma que se vuelven invulnerables a los venenos y consiguen progresar.

La Oncología trata de buscar nuevas estrategias que se basan en robarle al cáncer el suministro necesario para formar su reino. En medicina natural, como sabemos, existe un interés primordial en el terreno que favorece la creación y progresión de las células rebeldes, y en cómo podemos crear un ambiente desfavorable a través de la alimentación para que el cáncer no se desarrolle. Veamos de qué modo podemos privar a las semillas rebeldes de luz, agua y abono.

El sistema inmunitario

Nuestro «ejército», el sistema inmunitario, se compone de natural killers, linfocitos y macrófagos, que todo el tiempo andan vigilando en busca de células rebeldes que eliminar. Si el ejército, que como decimos trabaja infatigablemente día y noche en el organismo, no está alerta o bien las células malvadas aprenden a despistarlo, el cáncer conseguirá progresar. La alimentación basada en comida rápida y procesada deprime nuestras defensas, ocupadas precisamente en metabolizar estos nutrientes de pésima calidad, a menudo de sabores grasientos y exagerados. En cambio, alimentos como las setas, las algas, los fermentados o las semillas de lino estimulan el sistema inmunitario y las defensas.

La inflamación

Un ambiente que favorece la inflamación está relacionado con uno de cada seis cánceres. Así, las personas que toman antiinflamatorios de manera continua por motivos de enfermedad (artrosis, artritis, reumatismos, dolores, etc.) presentan un menor índice de cáncer que quienes no los consumen. Curiosamente, el consumo crónico de aspirina disminuye la inflamación y crea un terreno desfavorable para el desarrollo del cáncer. Pero la solución, como es lógico, no consiste en atiborrarnos de aspirinas,

¿QUÉ FAVORECE EL «TERRENO» O MICROAMBIENTE DEL CÁNCER?

En la génesis del cáncer existen ciertos mecanismos que constituyen el terreno que favorece el desarrollo de los tumores:

• Sistema inmunitario deprimido o debilitado.

• Ambiente inflamatorio. Balance omega-3 / omega-6.

• La glucosa, la insulina y el exceso de IGF-1 (factor de crecimiento similar a la insulina). De ahí la importancia que cobran datos como el IG (Índice Glucémico) de los alimentos.

• Exceso de radicales libres. Estrés oxidativo.

• Angiogénesis (formación de nuevos vasos sanguíneos).

• Flora intestinal alterada.

• Alteraciones hormonales.

• Obesidad.

• Tóxicos ambientales que actúan como carcinógenos.

Conociendo el terreno que favorece la aparición del cáncer, podremos crear un ambiente que impida su crecimiento. Si retiramos el alimento y las armas al ejército tumoral, si creamos la discordia entre estas células y no las dejamos organizarse, estaremos impidiendo su crecimiento y progresión. Si, además, favorecemos nuestras defensas naturales, el éxito llegará y podremos disfrutar por fin de buena salud.

ni una siquiera, porque tienen muchos efectos secundarios y pueden causar graves hemorragias. Lo más natural es eliminar de la dieta los alimentos que causan inflamación e incorporar otros que sean antiinflamatorios.

¿Qué produce inflamación?

El humo del tabaco, la obesidad, la infección crónica por virus y bacterias, las enfermedades inflamatorias crónicas (tiroiditis, enfermedad inflamatoria intestinal, etc.), la alimentación occidental basada en alimentos inflamatorios (grasas trans, omega-6, alimentos azucarados y refinados, etc.).

Los alimentos afectan a la inflamación de una manera compleja e imprevisible. Se sabe que algunos de ellos favorecen los procesos inflamatorios, mientras que otros tienen el efecto contrario. Existe un sistema, llamado «IF Rating», que sirve para determinar exactamente la inflamación que los alimentos provocan en el organismo.

Alimentos antiinflamatorios

Las frutas con valores más altos de IF son la acerola, el melón, la uva roja, la piña, las frambuesas y las fresas. Y en cuanto a los vegetales, la zanahoria, el ajo, la cebolla, las espinacas y las patatas con piel. Las especias más antiinflamatorias son el jengibre, el romero, el ajo, el orégano, el curry y la cúrcuma.

Para los que coman pescado, el pescado azul o de aguas frías es la fuente animal natural más rica en ácidos grasos omega-3, la grasa antiinflamatoria.

En cuanto a los frutos secos y semillas, son antiinflamatorios las nueces, las semillas de lino, las almendras, las avellanas y los pistachos. El aceite de oliva virgen extra y el aguacate contienen grasas con efectos antiinflamatorios.

Los alimentos ricos en vitamina K también son antiinflamatorios: hierbas aromáticas, vegetales de hoja verde, cebolla, crucíferas (coles, coliflor, bróquil), etc. Por último, los suplementos de vitamina D reducen la inflamación.

Alimentos inflamatorios

Ante todo conviene eliminar todas las grasas trans (presentes a menudo en alimentos que parecen muy apetitosos a los paladares «infantiles») y los aceites refinados, que tienen los efectos más negativos sobre la salud, pues están claramente relacionados con la inflamación.

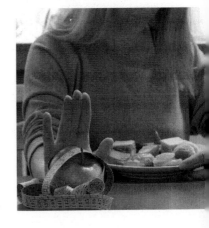

Hay que evitar las grasas vegetales sólidas (margarinas) y repasar bien las etiquetas de galletas, barritas tentempié, cereales y muchos alimentos procesados para eliminar completamente de nuestra dieta las grasas o los aceites hidrogenados o parcialmente hidrogenados. Evitaremos los aceites de girasol, soja y palma.

Las carnes producen inflamación, en especial las de pollo, cordero, ternera y cerdo. La única carne que no lo hace es, curiosamente, el jamón serrano. En cuanto a los quesos, los más grasos son más inflamatorios, así que elegiremos los quesos frescos.

Los cereales deben ser siempre integrales y, en cuanto a golosinas, chicles, caramelos, bollería, pastelería, galletas, azúcar y endulzantes artificiales, los evitaremos totalmente al producir mucha inflamación.

Grasas saludables

Equilibrio de ácidos grasos omega-3 / omega-6

Hay grasas especialmente relacionadas con la inflamación: los ácidos grasos omega-3 y omega-6. Los primeros son excelentes antiinflamatorios, mientras que los segundos son inflamatorios, sobre todo si han sido hidrogenados y manipulados por la industria (son las llamadas «grasas trans»).

Los omega-6 hidrogenados se encuentran en las margarinas, los aceites vegetales refinados, la carne y la leche de ganadería convencional. Por el contrario, los omega-3 se encuentran en el lino, las semillas de chía, las algas, los vegetales de hoja verde, la leche materna y el pescado azul. Lo ideal sería consumir la misma proporción de ambos, es decir, 1:1, pero el problema es que en la alimentación actual la proporción habitual es de 1:20 a 1:45, lo que significa que consumimos mucho omega-6 y muy poco omega-3, y ello provoca una inflamación crónica en los tejidos y un estímulo para que, en caso de darse, el cáncer pueda progresar.

La glucosa y el cáncer

Las células malignas actúan, aparentemente, como las células sanas: ambas necesitan glucosa para sobrevivir y de ella obtienen la energía, pero la extraen de manera diferente. Puesto que no necesitan oxígeno para transformar la glucosa en energía, las células lo hacen mediante un mecanismo llamado «glicolisis», que es una forma poco eficiente de obtener energía.

La célula tumoral necesita consumir glucosa para obtener la misma energía que mediante la respiración celular realizada en presencia de oxígeno. Para conseguir este azúcar o glucosa, eleva el número de receptores de insulina en su membrana, de modo que capta así para ella toda la glucosa circulante en sangre. Las células tumorales tienen diez veces más receptores de insulina que las células sanas. Si ingerimos alimentos que elevan la glucosa en sangre (alimentos con carga glucémica alta), estaremos facilitándole al tumor la energía que necesita para crecer. Al ingerir tanta glucosa, los tumores producen como producto de desecho gran cantidad de ácido láctico, un subproducto que afecta negativamente a la respuesta inmunitaria del organismo, lo cual reduce la eficacia de la terapia habitual contra el cáncer.

Reducir la ingesta de carbohidratos de absorción rápida logrará reducir significativamente los niveles en sangre de glucosa, los niveles de ácido láctico sintetizado por los tumores y el crecimiento tumoral, lo que aumenta la supervivencia después de la quimioterapia y la radioterapia.

¿Qué es el IGF-1?

Así que, puesto que las células tumorales tienen avidez por la glucosa, crecen a un ritmo descontrolado y necesitan alimentarse, y a través de lo que ingerimos podemos facilitarles ese alimento que necesitan. Cuando a un enfermo con cáncer se le realiza un PET, una prueba habitual en Oncología para saber si existen metástasis, se le inyecta glucosa marcada con flúor radiactivo por vía intravenosa y posteriormente se le realiza una tomografía axial computarizada (TAC) para captar las zonas con hiperglucemia. Allí donde se detecta hiperglucemia, es decir, donde hay zonas que captan azúcar, existe hiperactividad metabólica, inflamación y posiblemente cáncer.

Cuando el nivel de azúcar en sangre es elevado (hiperglucemia), se segregan dos hormonas: la insulina y el factor de crecimiento similar a la insulina (IGF-1), con el objetivo de hacer descender de forma rápida esos elevados niveles de glucemia (nivel de azúcar en sangre medido en mg/dl). En pocas palabras, el IGF-1 es una hormona que estimula el crecimiento del cáncer y genera inflamación crónica.

El número de receptores de IGF-1 está incrementado en las células tumorales y, si no se producen estos picos de glucosa en sangre, esta hormona tan perjudicial no se libera. Para evitarlos es recomendable que las personas con cáncer eliminen la ingesta de azúcares y de alimentos que elevan la glucemia y mantengan unos niveles de glucosa en sangre óptimos, recurriendo a aquellos alimentos que ayuden a mantener la glucemia controlada de manera constante.

Todos los consejos que se dan a las personas con diabetes son interesantes en este caso, pues aunque los pacientes con cáncer no sean diabéticos, es muy útil regular la glucemia y la producción pancreática de insulina e IGF-1.

Y de nuevo, en lugar de recurrir a un fármaco para regular los niveles de azúcar en sangre, podemos recurrir a la alimentación. Limitar los carbohidratos en la dieta puede reducir la secreción de IGF-1 y, a la larga, reducir el riesgo de recaída en el cáncer de mama, por ejemplo.

Obesidad y colesterol.
Alimentos e Índice Glucémico (IG)

Si la secreción de insulina es alta, no solo se eleva el IGF-1, sino que se generan otros efectos negativos para la salud: se estimula la lipogénesis (proceso de generación de los indeseables michelines) y se inhibe la lipolisis (utilización de las grasas de reserva), por lo que se tiende a engordar. Además, aumenta el apetito y se sintetiza más colesterol en el hígado.

La secreción de insulina y la hiperglucemia mantenida están relacionadas con la diabetes, la obesidad, la hipercolesterolemia y las enfermedades cardiovasculares, además de con el cáncer, que son las enfermedades más frecuentes en la sociedad occidental.

Los alimentos que presentan un alto índice glucémico (IG) tienen la capacidad de elevar rápidamente los niveles de glucosa en sangre y, por tanto, son ideales para alimentar a las células tumorales. Algunos de estos alimentos son la glucosa, el jarabe de glucosa, las patatas fritas, las harinas blancas, el arroz blanco, el almidón de maíz o las pastas blancas de trigo. Por tanto, contamos con otra herramienta más para sitiar a las células tumorales, que consiste en eliminar de nuestra dieta los alimentos con un IG alto y sustituirlos por otros con un IG bajo, que nos ayudarán a mantener el azúcar a raya.

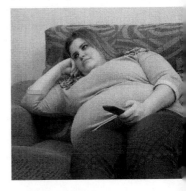

Entre los alimentos que tienen un IG bajo se encuentran los vegetales, los frutos secos, el pescado, las legumbres y la fruta fresca.

Índice Glucémico (IG) y Carga Glucémica (CG): ¿es lo mismo?

No, y ahora se tiende más a valorar la carga glucémica que el IG. Como hemos dicho alguna otra vez, el IG es un sistema para clasificar los alimentos en una escala de 0 a 100, de acuerdo a lo elevado que sea el pico de glucosa en sangre que se produce durante las dos horas siguientes a haber consumido un alimento. Los alimentos a los que se les asigna un IG alto son aquellos que producen un mayor incremento de glucosa e insulina en sangre, en comparación con alimentos de IG bajo. Sin embargo, estos valores están basados en tamaños de raciones de 50 g de carbohidratos, lo cual no es necesariamente la cantidad del alimento que una persona consume de forma habitual.

La carga glucémica (CG) se basa en el IG, pero tiene en cuenta la cantidad de carbohidratos que se consumen en cada ración del alimento estudiado. De esta forma, se salva una de las limitaciones del uso del IG. Habrá alimentos que aporten por ración 50 gramos de carbohidratos, sin embargo, otros muchos los consumimos normalmente en raciones que aportan muy poca cantidad de carbohidratos.

El ejemplo de la sandía

Podemos ver la diferencia entre IG y CG con el ejemplo de la sandía. Esta fruta aporta unos 5 gramos de carbohidratos por cada 100 gramos. Una ración habitual de sandía es de unos 150 gramos (7,5 gramos de carbohidratos). Para lograr consumir los 50 gramos de carbohidratos que se utilizan para el cálculo del índice glucémico a través de la sandía, tendríamos que comer 1 kilo de sandía. La fórmula que se usa para calcular la carga glucémica es:

$$CG = (IG \times cantidad\ de\ carbohidratos) : 100.$$

Volviendo a la sandía, su IG es de 75 (alto); sin embargo, su CG es de 5,6 (baja) para una ración de 150 gramos, y el impacto que producen en la glucemia es escaso por la poca cantidad de carbohidratos que aporta. A menor carga glucémica de un alimento, menor aumento de la glucosa en sangre después de comerlo. Por el contrario, a mayor CG más aumentarán los niveles de insulina y glucosa en sangre.

No siempre coinciden IG y CG, como hemos visto que ocurre con la sandía. Un alimento puede contener una CG baja en las raciones habituales y elevarse esta CG al duplicar su consumo, como es el caso del azúcar de mesa. Lo ideal es consumir alimentos con bajo IG y baja CG, como es el caso de los vegetales y los frutos secos.

Podéis consultar las tablas de CG e IG de los diferentes alimentos en: www.glycemicindex.com y en algunas otras páginas web.

Al elegir los alimentos

En la alimentación para prevenir el cáncer, haremos como en el caso de la diabetes, es decir, descartaremos los alimentos con IG y CG altos, y optaremos por aquellos con IG y CG bajos. Si consumimos alimentos con IG o CG altos, debemos acompañarlos de alimentos con IG bajo, es decir, alimentos con grasas y alto contenido en fibra; así el impacto sobre la insulina será menor. Por ejemplo, si tomamos mijo, que tiene una alta CG, es aconsejable acompañarlo de una grasa como el aceite de oliva, los frutos secos o el aguacate, y de un alimento rico en fibra, como pueden ser los vegetales de hoja verde tipo espinacas o las legumbres.

Diferentes estudios han demostrado que la alimentación basada en alimentos con CG baja e IG bajo pueden ayudarnos a prevenir el cáncer, mientras que las dietas basadas en alimentos con IG y CG altos contribuyen al desarrollo del cáncer. Se considera que una alimentación basada en alimentos con una CG alta puede incrementar el riesgo de cáncer colorrectal y de mama (además de muchas enfermedades crónicas).

25

Si reducimos la ingesta de carbohidratos refinados y azúcar, habrá menos elevación de la glucemia y, por tanto, menos glucosa disponible para el tumor. Otra forma de ponérselo más difícil al tumor a la hora de obtener energía es comer abundantes vegetales, como aguacates. Los aguacates contienen manoheptulosa, un azúcar que es capaz de bloquear el exceso de receptores de glucosa presentes en la membrana de las células tumorales. De esta forma, el tumor no puede crecer tan rápido y el sistema inmunitario podría tener tiempo de reconocer y destruir el tumor.

¿Qué modifica el Índice Glucémico (IG) y la Carga Glucémica (CG)?

Entre los factores que modifican el IG y la CG tenemos:

■ **El tipo de tratamiento técnico y térmico que se le da a los alimentos.** La hidratación y el calor tienen como efecto el aumento del IG de un alimento. El alimento crudo tiene menor IG y CG que el cocinado. Una cocción al dente (de entre 5 y 6 minutos) permitirá conservar el IG de los espaguetis al nivel más bajo, mientras que una cocción prolongada (de entre 15 y 20 minutos) conlleva un aumento del IG. La cocción al vapor apenas eleva el IG y la CG. El proceso industrial de elaboración de los cereales inflados también eleva el IG de estos alimentos.

■ **El contenido en fibra del alimento.** El alto contenido en fibras alimenticias que hay en un alimento puede disminuir la absorción de la glucosa, de modo que, aunque el alimento tenga un IG elevado, no se dispare el nivel de glucosa en sangre. Debemos elegir siempre cereales integrales, pues aunque su IG sea algo elevado, no provocarán un pico de glucemia al consumirlos.

■ **El grado de maduración y de envejecimiento del alimento.** Las frutas aumentan su IG en función de su grado de maduración. Un plátano verde tiene un IG bastante bajo (alrededor de 40), pero cuando ya ha llegado al grado máximo de maduración, este IG es más elevado (65), porque su almidón se transforma con la maduración y se vuelve menos resistente. Cuando se cuece el plátano verde, sucede lo mismo.

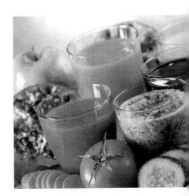

Las patatas que han sido almacenadas durante varios meses tienen un IG más alto que las patatas nuevas.

■ **El uso de harinas frente al grano entero.** Cuando el cereal se tritura, su IG aumenta, lo que sucede precisamente cuando los cereales se reducen a harina. Es decir, la harina de arroz tiene un IG más elevado que el arroz en grano. Es preferible optar por el grano entero que por la harina.

■ **El tamaño de la ración.** La CG se calcula partiendo de raciones estándares. Cuando aumentamos el tamaño de nuestra ración, la CG se eleva.

■ **El resto de alimentos presentes en el plato.** Si acompañamos un plato con grasa y fibra, tanto la CG como el IG disminuirán. Si elegimos para nuestro plato un alimento con un IG alto, debemos añadir alimentos con un IG bajo en abundancia para equilibrarlo. Por ejemplo: cereal + legumbre + AOVE.

En resumen

1. Los alimentos con IG y CG bajos son las hortalizas y verduras, los frutos secos, el pescado y los huevos (quienes los consuman), las semillas, la mayoría de especies y plantas aromáticas, y algunas frutas (naranja, manzana, pera, kiwi, mandarina, melocotón, fresa y piña).

2. Los alimentos con IG y CG altos son: miel, pastas blancas, algunas frutas secas (dátiles, pasas), patatas fritas, cereales azucarados y refinados, pan blanco y arroz blanco.

3. Los alimentos con IG y CG moderados son la mayoría de cereales integrales.

Los radicales libres

La alimentación en los países desarrollados es cada vez más «cómoda» y rica en grasas y azúcares, lo que propicia la producción excesiva de unas sustancias muy dañinas para nuestras células que se conocen como «radicales libres», y que son átomos o grupos de átomos con un electrón desapareado.

Los radicales libres son generados por nuestras células al metabolizar los alimentos y al respirar, pero también son generados por la contaminación ambiental, el tabaco, la inflamación, los aditivos y pesticidas que se añaden a los alimentos, las radiaciones, la ingesta de aceites «vegetales» refinados y el estrés descontrolado.

Los radicales libres producen efectos negativos sobre la salud, porque actúan alterando las membranas celulares y atacando el material genético de las células, como el ADN. Los radicales libres que produce el organismo para llevar a cabo determinadas funciones son neutralizados fácilmente por nuestro propio sistema antioxidante; el problema se origina cuando hay un exceso de ellos. Los radicales libres pueden producir mutaciones en las células e iniciar un cáncer porque, al dañar el ADN de las células, se pone en marcha el proceso de carcinogénesis. También producen el envejecimiento de nuestra piel y nuestros tejidos. Para poder eliminarlos, necesitamos tomar alimentos antioxidantes y ricos en vitaminas y minerales.

Angiogénesis: cuando las células malignas producen su propio sistema sanguíneo

Para que un cáncer crezca y se propague, necesita crear nuevos vasos sanguíneos con los que nutrirse; a este proceso se le denomina «angiogénesis». Para conseguir nutrientes y oxígeno, las células cancerígenas emiten unas señales químicas que provocan que las células de su alrededor formen una red de capilares sanguíneos que tienen como misión nutrir al tumor.

Hay alimentos que tienen la capacidad de impedir la formación de estos vasos, de modo que dejan al cáncer sin alimento. Y, si no hay alimento, el cáncer se seca y desaparece. La Oncología trabaja en diseñar fármacos antiangiogénicos que consigan dejar al tumor sin avituallamiento. Los alimentos son un excelente complemento para estos fármacos y para la prevención del cáncer. Entre los más reconocidos, y que ya hemos mencionado, están la cúrcuma, el té verde y los frutos rojos.

La flora intestinal

La flora intestinal está formada por billones de bacterias que viven en el intestino y que resultan vitales para hacer funcionar el organismo de manera óptima. Según el tipo de bacterias que predominen, gozaremos de salud o tenderemos hacia la enfermedad.

Las bacterias de la flora intestinal permiten, además, una adecuada digestión y absorción de los nutrientes, promueven la síntesis de enzimas y vitaminas, previenen frente al cáncer de colon, nos confieren protección frente a microorganismos patógenos y modulan el sistema inmune. Conviene tener presente que **el 80% de las células inmunitarias están alrededor del tubo digestivo**.

Nuestro intestino es el órgano que recibe el primer contacto con todos los tóxicos (junto a sustancias de todo tipo) que ingerimos a través de la dieta. A través de las vellosidades intestinales, los tóxicos pueden pasar al torrente sanguíneo y dañar nuestras células. El intestino es una auténtica maravilla, ya que posee los recursos capaces de impedir la absorción de dichos tóxicos, pero para ello es importante que nuestra flora intestinal esté sana y fuerte. La quimioterapia, los antibióticos, el alcohol, el tabaco y de nuevo la alimentación occidental destruyen la flora intestinal. Afortunadamente, hay alimentos que ayudan a repoblarla, siendo los mejores los alimentos fermentados ricos en probióticos y los ricos en fibra. Las emociones negativas y el sedentarismo también influyen de forma negativa sobre la flora intestinal.

Una buena costumbre es añadir **un par de cucharaditas de chucrut**, preferiblemente fresco, a ensaladas, bocadillos o algunos platos (si no podemos hacer chucrut en casa, lo compraremos en tiendas de dietética).

La flora intestinal es esencial para que la quimioterapia sea efectiva contra el cáncer, por eso es muy importante cuidar la alimentación durante el tratamiento (si fuera el caso) y considerar la posibilidad de añadir un suplemento de probióticos.

Estrógenos

Un exceso de hormonas sexuales femeninas (estrógenos) daña el tejido mamario y puede inducir la aparición de cánceres hormonodependientes. La obesidad, el sedentarismo y la comida basura refuerzan el efecto negativo de los estrógenos sobre los tejidos. El consumo de grasa animal en exceso causa hiperestrogenismo y cáncer de mama. Alimentos como el lino y las crucíferas, sin embargo, regulan la producción de estrógenos y con ello favorecen la prevención del cáncer de mama.

Obesidad

En un estudio realizado en Estados Unidos sobre 900.000 personas se demostró que la muerte por cualquier tipo de cáncer era un 52% más probable en hombres obesos y un 62% más probable en mujeres obesas que en personas con un peso normal o delgadas. La obesidad se asocia a mayor riesgo de cáncer de esófago, colon, recto, riñón, vejiga, páncreas, endometrio, ovario y mama.

El 20% de las muertes por cáncer ya se atribuyen a la obesidad. El azúcar, el consumo de alimentos refinados, grasas trans y aceites de semillas refinados contribuyen a ella y, por ende, al desarrollo del cáncer. Pero la obesidad no sólo incrementa el riesgo de padecer cáncer, sino que una vez contraída la enfermedad, el aumento de peso durante el tratamiento puede reducir la eficacia de los métodos terapéuticos empleados.

Los tóxicos ambientales

Influyen en el inicio y progresión del cáncer creando mutaciones en el ADN celular. Estos tóxicos actúan como carcinógenos, siendo capaces de poner en marcha el proceso tumoral. Según la OMS, hay identificadas como carcinógenas más de novecientas cincuenta sustancias; algunas de ellas son el tabaco y el alcohol. Otras, como pesticidas, parabenes, ftalatos (empleados en cosmética), teflón (usado como antiadherente en ollas y sartenes), algunos aditivos y conservantes alimentarios, PCB, PVC, plásticos de policarbonato, bisfenol A (presente en plásticos y latas), metales pesados (plomo, mercurio, cadmio...) y un largo etcétera, son considerados disruptores endocrinos y se han relacionado con los cánceres de mama y próstata.

Eliminando carcinógenos ambientales, reduciremos la posibilidad de sufrir la enfermedad y lentificaremos el crecimiento de los tumores ya existentes.

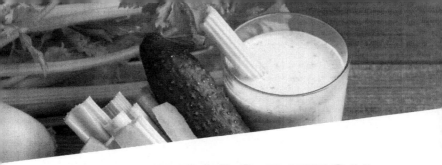

ZUMOS DETOX Y TERAPIA GERSON

¿Puede curarse un cáncer bebiendo trece zumos al día recién hechos? Sí, y aún más: quienes siguen el método Gerson aseguran que puede revertir cualquier enfermedad, incluidos los trastornos crónicos y de tipo degenerativo. La terapia Gerson es un método severo y con tratamientos adicionales poco naturistas (como unas inyecciones de extracto de hígado, por ejemplo), pero en conjunto resulta estimulante que pueda lograr según qué curaciones. Gerson fue también el médico que en seis semanas curó a otro famoso médico, Albert Schweitzer, de una diabetes I (insulinodependiente). Esta es, muy brevemente, su historia… y su método.

Una vida complicada

Tras una azarosa vida huyendo del nazismo, el médico alemán Max Gerson (1881-1959) acabó viviendo en Estados Unidos, donde murió asesinado en 1959, poco antes de publicar *A Cancer Therapy* («Una terapia para el cáncer»). Un libro que era resultado de treinta años de experimentación clínica y donde describía cincuenta casos de curación del cáncer gracias a un cambio de dieta.

El método de Max Gerson, con más de ochenta años de existencia, ha sanado a personas que habían sido diagnosticadas con enfermedades incurables. Todo se basa en mantener una dieta sana con una disciplina férrea.

Dolores de cabeza y dieta

Max Gerson era un médico judío alemán que padecía unas migrañas tan fuertes que lo dejaban incapacitado en cama durante días. Cansado de soportarlas, se propuso encontrar una solución. Consciente de que el 80% del sistema inmunitario se encuentra en el intestino, decidió limpiarlo como primera medida. Para ello eliminó de la dieta los alimentos procesados y cargados de sal y grasas, así como todo tipo de carne, y los sustituyó por frutas y verduras. Tal como esperaba, los dolores de cabeza desaparecieron al poco tiempo.

Como siguiente medida, comenzó a prescribir una dieta antimigrañas a sus pacientes y se sorprendió cuando uno de ellos se curó totalmente de una tuberculosis cutánea. Decidió entonces someter a su terapia a 460 personas aquejadas de la misma enfermedad: 456 de ellas se sanaron por completo. A partir de aquí, comenzó a tratar a pacientes con cáncer, siendo el primero una mujer con cáncer estomacal y vesicular que logró curarse en unos pocos meses.

Sin otro recurso que el boca-oreja, el Dr. Gerson se hizo pronto conocido por curar la tuberculosis y empezaron a visitarle cientos de personas. Tras la Segunda Guerra Mundial, abrió su consultorio en Manhattan, donde su popularidad creció rápidamente. Un día llegó a su consultorio una señora desesperada con cáncer que le suplicó que empleara con ella su terapia. Gerson se negó en un principio, pero ante la insistencia de la mujer, rediseñó su terapia y dio inicio a su tratamiento. Al cabo de unos meses, el cáncer había desaparecido por completo, y así fue como comenzó a tratar este tipo de pacientes, con éxito en la mayoría de casos.

Un tratamiento muy sencillo

La terapia del Dr. Gerson no era muy complicada: consistía, simplemente, en cambiar lo que comemos. Se basaba en la teoría de que el organismo es capaz de hacer frente a cualquier amenaza porque contiene los elementos necesarios para destruir los cuerpos extraños. De ahí que esta terapia no solo resulte efectiva contra el cáncer, sino también contra enfermedades como la diabetes, los trastornos cardiovasculares, las úlceras o las fibromialgias.

Como era de esperar, Gerson alcanzaría fama y dinero. El Congreso de Estados Unidos aprobó sumas millonarias para sus investigaciones y hubo una audiencia pública en la que participaron todos los medios de comunicación, testificaron varios pacientes curados de cáncer y se llegó a anunciar que «la cura del cáncer había sido descubierta».

Sin embargo, tras su asesinato, sus colegas comenzaron a denigrarlo y finalmente cayó en el olvido; algo que era previsible, pues la industria farmacéutica habría perdido millones de dólares si la terapia Gerson hubiera tenido éxito. Al mundo de los negocios le conviene que haya enfermos y al mundo de las aseguradoras, que haya muertos. Hoy en día la terapia ya no es reconocida por las instituciones gubernamentales y oficiales, aunque la familia del doctor mantiene su legado con institutos en California, México y Guatemala, donde se sigue su famosa cura. Su hija Charlotte, en colaboración con un periodista médico, ha publicado el libro La Terapia Gerson (en español, en ed. Obelisco), fruto de la experiencia de estos últimos cincuenta años y donde se explica con todo detalle la forma de seguir la terapia.

La terapia Gerson

En términos generales, lo que hace la terapia Gerson es recuperar la capacidad del organismo de sanarse a sí mismo. En la actualidad, una dieta convencional es rica en alimentos procesados, que contienen grandes cantidades de sal y azúcar. Existe, además, un abuso de fertilizantes químicos y abundancia de frutas y verduras transgénicas, que contienen el mínimo de los nutrientes necesarios para una buena salud. El tratamiento del Dr. Gerson aboga por todo lo contrario, pues desintoxica de forma intensiva el organismo por medio de una alimentación orgánica que elimina los desechos, regenera el hígado, reactiva el sistema inmunitario y restablece tanto las defensas como los sistemas enzimáticos.

La dieta se divide en tres etapas:

1. Beber al día trece vasos de zumo fresco de zanahoria/manzana y verduras de hoja verde de cultivo ecológico. Se beben en un plazo máximo de quince minutos tras su preparación, que debe hacerse en una licuadora especial.

2. Hacer tres comidas vegetarianas completas al día: con frutas, verduras y hortalizas de cultivo ecológico, y cereales integrales. Una comida típica Gerson incluye ensalada, vegetales cocidos, patatas al horno, sopa de verduras y zumo.

3. Consumir frutas frescas y postres a base de alimentos frescos, disponibles a cualquier hora.

El régimen no es complicado, pero para que funcione debe hacerse de forma estricta. Todos los alimentos, por ejemplo, tienen que prepararse sin sal refinada ni especias y, en el caso de los zumos, hay que utilizar una licuadora especial de dos etapas con un molinillo separado y una prensa hidráulica (es cara, pero puede conseguirse con cierta facilidad). Esto es debido a que las licuadoras convencionales de un solo paso no producen la misma calidad de contenido enzimático, mineral y de micronutrientes.

Enemas y medicamentos especiales

Paralelamente a esta alimentación, se administran al paciente una serie de medicamentos de origen orgánico, en las cantidades terapéuticas necesarias según su enfermedad. Normalmente se trata de compuestos de potasio, soluciones de lugol, vitamina B12, hormonas tiroideas y enzimas pancreáticas.

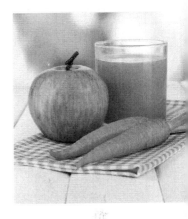

El doctor Gerson desarrolló, además, una técnica de lavados intestinales conocida como «enemas» (lavativas) de café. Según sus investigaciones y experiencia, este grano estimula el hígado, abre los canales biliares y desecha las toxinas acumuladas, así como estimula la producción del sistema enzimático. Siguiendo esta técnica, la desintoxicación del cuerpo puede considerarse total.

Antes de empezar...

Es importante destacar que, pese a los buenos resultados de esta terapia, no existe garantía de que funcione en todos los casos. Lo que está claro es que, si se decide seguirla, debe ser de forma muy metódica. Por eso, aun cuando es posible encontrar mucha información al respecto en Internet, es recomendable comenzar el tratamiento en un centro con licencia del Instituto Gerson.

Eso es lo que hizo, por ejemplo, Alan Furmanski. Diagnosticado con cáncer de piel en el año 2006, tras ser operado para tratar la enfermedad, los tumores volvieron a aparecer y ningún especialista supo darle una solución. Investigando, descubrió la terapia y se dirigió de inmediato a la clínica que dirige Charlotte Gerson. Dos años después, Alan logró curarse y hoy día da entusiastas charlas a los interesados en el método y es autor de libros como *101 alimentos que curan* y *Zumos que sanan* (en inglés).

En palabras de Charlotte Gerson

«Es un medio comprobado para revertir casi cualquier enfermedad, ya sea aguda o crónica, cuando su aparición está relacionada con el mal funcionamiento del sistema inmunológico o de órganos esenciales. No obstante, se debe saber que el programa Gerson es riguroso y difícil de cumplir. Con toda seguridad un paciente terminal puede salvar su vida. No obstante, el tipo de alimentación propuesta requiere mucho trabajo y no es fácil de aceptar por los amigos y conocidos ignorantes de la medicina holística y los métodos alternativos para la curación.»

La terapia Gerson es un tratamiento natural que utiliza los mecanismos curativos del organismo para la eliminación de las dolencias debilitantes. Este programa dietético revolucionario era tan avanzado para su época que no se disponía de un razonamiento científico que explicara por qué provocaba la reversión de enfermedades crónicas e infecciosas. Sin embargo, como curó a pacientes con casos avanzados de tuberculosis, diabetes, migraña, enfermedades cardíacas, cáncer, artritis, trastornos cutáneos y muchas otras afecciones amenazadoras para la vida, la terapia se ha asentado hace ya mucho tiempo como un importante instrumento médico.

Un paciente ilustre

El médico misionero Albert Schweitzer, premio Nobel de la Paz en 1952, tenía 75 años cuando comenzó el tratamiento del Dr. Gerson contra una diabetes avanzada. Con tan solo seis semanas de terapia, logró sanarse por completo y regresó a Lambaréné, en Gabón, donde siguió atendiendo a miles de pacientes africanos hasta más allá de los noventa años de edad.

¿«Coles de Bruselas», dice usted?

Mitchell Gaynor, doctor en Medicina y jefe de Oncología del Strang Cancer Prevention Center, en Nueva York, sabía mucho acerca del cáncer cuando finalizó su período de prácticas especializadas en el Cornell Medical Center. Sin embargo, admite que sabía poco sobre la nutrición y su importancia en la prevención y el tratamiento de las enfermedades degenerativas. El cáncer, que consiste en la división y multiplicación descontroladas de un grupo concreto de células, es un ejemplo evidente de enfermedad degenerativa.

El doctor Gaynor se quedó estupefacto cuando asistió, en 1986, a la prestigiosa Rockefeller University para una beca de investigación posdoctoral en Biología molecular. Allí se encontró a sus colegas oncólogos hablando sobre las propiedades inhibidoras del cáncer de las coles de Bruselas, la coliflor, la col y otras hortalizas crucíferas ricas en una sustancia química llamada «sulforafano». Esta sustancia estimula en el organismo «la producción de enzimas de fase II, que eliminan residuos peligrosos de procarcinógenos, los cuales son precursores del cáncer al dañar el ADN celular», explica Charlotte Gerson.

Durante ese año, los científicos que trabajaban en laboratorios de investigación empezaron a descubrir docenas de nuevas sustancias químicas en frutas y hortalizas. En estudios in vitro y con animales, estos misteriosos compuestos

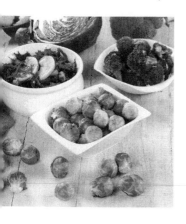

mostraban una destacable capacidad para interrumpir la formación de tumores, tanto malignos como benignos. Hoy día, nuestros conocimientos acerca de estas sustancias químicas de origen vegetal están en plena expansión (conocemos muchas de ellas con el nombre de «antioxidantes») y, a medida que se hacen más descubrimientos, aumenta la esperanza de que los tumores malignos afecten cada vez a menos personas. «Hemos visto el futuro –afirma el doctor Gaynor– y el futuro son los alimentos.» Así pues, el Dr. Gerson tenía razón.

Base nutricional

El programa terapéutico del Dr. Gerson intenta regenerar el organismo del paciente administrándole ciertos nutrientes y con otras medidas paralelas. Estos nutrientes proceden de zumos frescos, así como de vegetales ecológicos sólidos, crudos y cocinados, consumidos en cantidades generosas. Puesto que el concepto nutricional subyacente, demostrado mediante estudios clínicos, es que una deficiencia de oxígeno en la sangre favorece las enfermedades degenerativas, su tratamiento aporta cerca del doble de oxigenación a la circulación sanguínea.

La terapia Gerson también estimula el metabolismo, elimina toxinas y mejora las funciones de eliminación de sustancias de desecho por parte del hígado y los riñones. Por tanto, con buenas cantidades de alimentos de calidad, incrementando la disponibilidad de oxígeno, volviendo a vigorizar todo el organismo con un buen funcionamiento del metabolismo y mejorando la detoxificación celular, se potencia la regeneración de un sistema inmunitario reprimido, una fisiología imperfecta, una mente revuelta, un cerebro disfuncional y otros órganos esenciales para volver a alcanzar la homeostasis.

Los seguidores de la terapia afirman que el programa de curación del Dr. Gerson resulta beneficioso casi en cualquier patología y su efectividad es muy superior a la quimioterapia contra el cáncer. Estadísticamente, la quimioterapia presume de un porcentaje de remisión medio del 12% (7% en el caso del cáncer de colon y el 1% en el caso del cáncer pancreático) en pacientes a los que se había detectado la enfermedad en sus fases precoces o intermedias, pero la terapia Gerson ofrece una remisión media de hasta el 42% en sus pacientes, que básicamente sufren cánceres terminales. Además, el programa de nutrición de la terapia funciona de forma permanente y más fiable que el resto de terapias conocidas, incluidas la citotoxicología (quimioterapia), la inmunología, la farmacología, la radioterapia y otros procedimientos habituales de la medicina alopática convencional.

En pocas palabras

La terapia Gerson recomienda un programa de consumo de alimentos pobres en grasa y en sal, para proporcionar a las células del organismo nutrientes fáciles de asimilar con los que fortalecer el sistema inmunitario. Para prevenir o sanar la mayoría de las 1.500 enfermedades degenerativas conocidas, esta terapia aboga por una forma ideal de alimentación. En la sociedad actual, tan habituada a los alimentos procesados y envasados, que suelen contener conservantes, aditivos, colorantes e, incluso, sustancias carcinógenas, y que nos vemos forzados a consumir debido a masivas campañas publicitarias, hay que reconocer que esta terapia presenta una dieta difícil de seguir. Aun así, si un enfermo quiere recuperarse de verdad, no debería dudar en adoptarla.

En el núcleo de esta terapia se encuentran las frutas y hortalizas frescas de cultivo ecológico, que proporcionan altos niveles de minerales, enzimas, betacaroteno, vitaminas A y C, y otros antioxidantes que eliminan los radicales libres, además de sustancias químicas de origen vegetal que los científicos han descubierto que son auténticos preventivos de las enfermedades degenerativas crónicas.

En este programa terapéutico se suprime cualquier proteína de origen animal durante las primeras seis a doce semanas y, después de este período, se consume en unas cantidades mínimas.

Aunque la dieta está prácticamente libre de grasas, incluye cierta cantidad de yogur desnatado natural, requesón desnatado y sin sal, y suero de leche batido (si puede encontrarse; si no, puede sustituirse por yogur desnatado), además de aceite de linaza. Las investigaciones de la doctora Johanna Budwig, siete veces candidata al premio Nobel, muestran que los ácidos grasos omega-3 del aceite de linaza acaban con las células cancerígenas humanas en cultivos tisulares, sin destruir las células sanas presentes en el mismo cultivo.

Antes de que el doctor Budwig publicara sus vanguardistas obras, el doctor Gerson ya estaba aplicando a sus pacientes sus conocimientos sobre las grasas y los aceites; primero en Alemania, luego en Austria y, por último, en Estados Unidos.

Hoy día, el plan de menús de la terapia Gerson está siendo utilizado por la misma American Cancer Society (ACS), que tanto lo había condenado en el pasado. Y, además, el National Cancer Institute (NCI) y la American Heart Association (AHA) apoyan el uso de una versión modificada de su programa de alimentación.

El componente detoxificador.

Enemas de café y suplementos dietéticos

Como método desintoxicante del organismo, el doctor Gerson empleó enemas de café, que los pacientes se administraban varias veces al día. Según su criterio, este tipo de enema permite que los pacientes aquejados de cáncer o de otras enfermedades metabólicas amenazadoras para la vida, expulsen rápidamente los productos tóxicos de las masas tumorales o los procedentes de las reacciones de curación de las células anteriormente disfuncionales. De acuerdo con sus observaciones, si los enemas de café no se administran junto con la dieta, los zumos y algunos suplementos, existe el riesgo de que el paciente sucumba, no por el proceso de la enfermedad en sí, sino por la incapacidad del hígado de detoxificar el organismo con la suficiente rapidez. La cafeína administrada por vía rectal estimula la actividad del hígado, incrementa el flujo de bilis y abre los conductos biliares de modo que el hígado pueda eliminar los productos de desecho con más facilidad. Los enemas de café son excelentes como medicina preventiva, además de como tratamiento, y aportan un importante alivio del dolor.

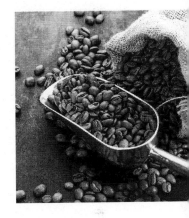

Como ayuda adicional para la detoxificación, los procedimientos del doctor Gerson requieren el uso de algunos **43**

suplementos dietéticos administrados por vía oral, cada día o cada dos días. Los más empleados son el extracto de tiroides, el yoduro potásico, el extracto de hígado, las enzimas pancreáticas y la niacina (ácido nicotínico o vitamina B3).

Para la elaboración de los zumos existen numerosos vídeos en Internet y abundante información en el sitio web del instituto Gerson (www.gerson.org), junto al libro en español (*La Terapia Gerson*. Charlotte Gerson. Ediciones Obelisco).

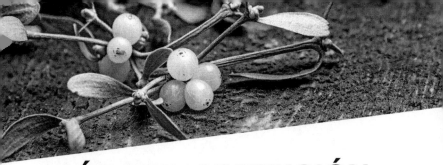

CÁNCER, NUTRICIÓN Y FITOTERAPIA

Se ha comprobado que las personas con malnutrición o deficiencias nutricionales tienen una mayor incidencia de procesos cancerosos. Las deficiencias proteicas observadas en las hambrunas africanas producen, sin duda, graves trastornos inmunitarios, pero esta no es la alteración nutricional más importante en los países desarrollados.

Las grasas tienen un papel fundamental en la efectividad del sistema inmunitario. De hecho, muchos precursores o sustancias necesarias para su función son de carácter graso; por este motivo el consumo de grasas de alta calidad biológica es imprescindible para asegurar el funcionamiento correcto del sistema inmunitario. La dieta moderna actual es excesivamente rica en grasas saturadas y pobre en insaturadas, y los procesos de hidrogenación contribuyen a empeorar el problema. Se ha observado que el consumo de grasas de baja calidad biológica está estrechamente relacionado con la reducción de la efectividad inmunitaria y el aumento de la tasa de cáncer.

Importancia de las grasas en la función inmunitaria

■ **Los ácidos grasos esenciales.** El término «esencial» nos indica que se trata de nutrientes grasos que el organismo

PORCENTAJE DE ÁCIDOS GRASOS DE CONFIGURACIÓN TRANS EN ALGUNOS ALIMENTOS	
Alimento	**Porcentaje**
Aceites vegetales	13,7%
Dulces, pasteles	38,6%
Grasas vegetales para cocinar	37,3%
Margarinas blandas	21,3%
Margarinas dietéticas	17,4%
Margarinas duras	36%
Panadería	38,5%
Patatas fritas	37,4%

no puede sintetizar y que, por tanto, debe obtener regularmente a través de los alimentos. Algunos ácidos grasos esenciales (AGE) son precursores de las prostaglandinas, unas sustancias implicadas en muchos procesos inmunitarios y de inflamación.

Parece ser que los hombres necesitan un mayor aporte de AGE que las mujeres, con unas necesidades hasta tres veces superiores en ciertas fases de su desarrollo biológico. El 3% del total de calorías debería ser en forma de AGE, siendo mayores las necesidades en caso de embarazo o lactancia, así como durante la infancia. Se calcula que hasta el 60% del cerebro está compuesto de grasas de alta calidad biológica, por lo que su buen funcionamiento también dependería de un aporte apropiado de AGE. Los ácidos grasos esenciales linoleico y linolénico son dos de los primeros eslabones de una cadena de estímulo e inhibición en la formación de prostaglandinas. Entre los vegetales, el ácido linoleico está presente en el maíz, el girasol, el cártamo, el pan integral y las legumbres. El ácido alfa-linolénico está presente en las hortalizas y el aceite de lino.

Las deficiencias de ácidos grasos provocan síntomas muy diversos, entre los que destaca la piel seca e irritada, que se traduce también en sequedad de boca y de ojos. También existe una disminución de la capacidad de cicatrización de las heridas, menor fertilidad, trastornos inflamatorios como la artritis, deficiencias inmunológicas y, en los casos más graves, alteraciones del corazón y los pulmones.

■ **Disposiciones cis y trans.** Un ácido graso con dobles enlaces en disposición cis y uno que los tiene en disposición trans no se diferencian ni en el número de átomos, ni en su peso molecular, ni en general en su reactividad biológica, sino esencialmente en su estructura o forma espacial. Las denominaciones «cis» y «trans» se basan en el eje de curvatura de los ácidos grasos. La disposición cis y la trans son isómeros ópticos (es decir, una es la imagen de la otra), si bien las distingue un rasgo muy importante: su actividad biológica.

Los ácidos grasos esenciales biológicamente activos son los isómeros cis, mientras que los isómeros trans se comportan a nivel corporal como si se tratara de grasas saturadas, compitiendo con sus isómeros cis y produciendo, posteriormente, su deficiencia. De esta manera, los isómeros trans tienen un comportamiento nocivo sobre la salud, desplazando a los isómeros cis de su acción biológica.

Los dos tipos de ácidos grasos son tan similares que ni el mismo organismo puede diferenciarlos con seguridad, asimilándolos por igual y haciéndolos formar parte de su estructura. Sin embargo, tienen diferencias, siendo la más importante su estructura espacial y la mayor estabilidad de los ácidos grasos de configuración trans.

**LAS PLANTAS MEDICINALES
EN LA MEDICINA CONVENCIONAL**

• El uso de sustancias extraídas de plantas contra los problemas cancerosos es bastante antiguo y, seguramente, la primera fue la podofilotoxina, extraída del podófilo americano (Podophyllum peltatum). De esta planta se obtiene el podofilino o podofilotoxina, que aún se utiliza para cauterizar las verrugas venéreas y simples. Sin embargo, el podofilino es una sustancia muy cáustica e irritante, por lo que se semisintetizaron otras como el etopósido y tenipósido, que hoy día se están utilizando en el tratamiento del cáncer de testículo, las leucemias o ciertos tipos de cáncer de pulmón.

• Otra planta de interés para la medicina ortodoxa es la vinca de Madagascar (Vinca rosea). Esta planta era utilizada en la medicina indígena para tratar la diabetes,

Mientras que en los ácidos grasos con enlaces cis todos los átomos de hidrógeno del doble enlace están situados en el mismo lado de la cadena, cuando se nos «cuela» un doble enlace trans en la estructura del ácido graso, los átomos de hidrógeno que han captado los dos carbonos que participan en este enlace se sitúan en rangos diferentes, provocando una modificación de la estructura espacial de la cadena. Si los dos átomos de hidrógeno están situados en el mismo lado de la cadena, como sucede en situaciones normales, ambos ejercen sobre sí una fuerza de repulsión que hace que la cadena se doble, aproximadamente en un ángulo de 30°, mientras que si los átomos de hidrógeno están situados uno a cada lado, las fuerzas de repulsión se equilibran y no forman una curvatura apreciable.

pero de ella se ha extraído una sustancia denominada «vinblastina», utilizada en el tratamiento de la leucemia y del linfoma de Hodgkin.

• Finalmente, la planta que mayor interés está suscitando en el tratamiento ortodoxo del cáncer es el tejo del Pacífico (Taxus brevifolia), de cuya corteza se obtiene el taxol, una sustancia que se utiliza en el cáncer de ovarios y de mama, con notables resultados.

• La finalidad de la investigación biomédica ha sido encontrar sustancias citotóxicas específicas, es decir, sustancias capaces de destruir las células cancerosas sin afectar tanto a las células sanas. En todas estas utilizaciones ortodoxas se purifican las sustancias vegetales para conseguir un fármaco fácilmente revisable y dosificable; no se trata, por tanto, de auténtica fitoterapia, ya que en esta se utiliza la planta entera o la extracción total de sus principios activos.

Cuando los enlaces son los habituales de la naturaleza, en disposición cis, se forma un ángulo de unos 30°, mientras que cuando la disposición es trans, casi no se observa diferencia entre las cadenas saturadas y las insaturadas, teniendo una disposición similar a la de los enlaces simples. Los ácidos grasos trans tienen un punto de fusión más elevado (son más sólidos que sus homólogos cis), porque al no tener esta estructura espacial curvada, «encajan» mejor unos en otros formando una trama más sólida (hablando siempre de la relativa solidez de la grasa). Vemos, pues, que un ácido graso trans, a pesar de tener una estructura teóricamente más ligera, una configuración atómica más benévola para la salud, participa de muchas de las características propias de las grasas saturadas (las «peores» desde un punto de vista dietético), con el agravante de que se trata de sustancias de origen no natural, ajenas a la biología humana.

Los isómeros trans eran prácticamente desconocidos antes de 1920, pero a partir de entonces su consumo ha

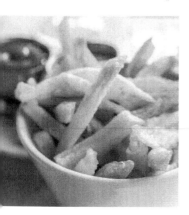

ido en aumento. El único ácido graso de configuración trans presente en la naturaleza en cierta abundancia es el ácido vaccénico, que sin embargo tiene una importancia biológica muy reducida.

Los dobles enlaces trans, a pesar de no existir en la naturaleza de forma espontánea, son mucho más estables que los dobles enlaces cis, lo que hace que la actividad biológica y la permanencia en el cuerpo de los ácidos grasos de configuración trans sea mayor que la de sus homólogos cis.

Tratamientos con plantas medicinales

Algunos tratamientos contra el cáncer (ortodoxos o alternativos) recurren al consumo de plantas medicinales. Ninguna de ellas nos ofrece una terapia definitiva porque, como hemos dicho, es mejor un gramo de prevención que un kilo de tratamiento. Sin embargo, las investigaciones más recientes confirman la eficacia terapéutica de algunas plantas medicinales.

Aunque no vamos a proponer aquí ningún tratamiento específico del cáncer, ya que este ha de ser necesariamente individualizado, sí que, dentro de los cambios sugeridos en el estilo de vida, vamos a mencionar las propiedades de

algunas plantas medicinales.

PLANTAS EN LA MEDICINA NATURISTA

El muérdago y el tratamiento del cáncer

En nuestra flora, el muérdago (*Viscum album*) es el representante más común de la familia de las Lorantáceas, que se extiende por todo el mundo. Es una planta verde que puede asimilar la luz del sol y, sin embargo, su aspecto y modo de desarrollo presentan ciertas particularidades.

Incapaz de enraizar en la tierra, necesita el suelo nutricio que le proporciona el tejido vivo de otras plantas. Se difunde gracias a los pájaros, que se comen sus bayas blancas de pulpa viscosa, y prefiere habitar sobre árboles de hoja caduca o coníferas, particularmente sobre los manzanos y abetos.

En la esfera viva de las copas no puede apreciarse su crecimiento, al estar sometido a la influencia de la gravedad y del heliotropismo (la lucha por la luz), y adquiere una forma esférica con orientación variable.

En invierno, cuando las demás plantas entran en reposo, las matas de muérdago siempre verdes aparecen sobre los árboles desprovistos de hojas. También florece entonces (aunque sus flores son apenas visibles) para fructificar al año siguiente.

Rudolf Steiner determinó el proceso que permitiría extraer del muérdago un remedio para el tratamiento del cáncer. Esta planta, que desempeñó un papel importante en la mitología y en las religiones germana y celta, se convierte así en una planta medicinal de gran interés.

Podría parecer muy presuntuoso esperar que una planta tan inofensiva contribuyera al tratamiento del cáncer. Hoy día todavía hay quien cree que el tumor canceroso debe ser extraído con la ayuda del bisturí o neutralizado

51

por rayos o quimioterapia. Todas estas intervenciones tienen efectos importantes: tanto los rayos como las sustancias utilizadas en la quimioterapia son como «cañonazos», pues actúan destruyendo… ¡y lo hacen bien! Entonces, ¿qué decir de una planta que no solo no es venenosa, sino que es tan eficaz, o más, que estos remedios convencionales? Es algo que una gran mayoría de especialistas no puede admitir todavía.

Una planta singular

En efecto, la acción ejercida por el muérdago es de una naturaleza completamente distinta a la de los procedimientos recién mencionados. Para comprenderla hay que estudiar, en primer lugar, las particularidades de esta planta.

El muérdago es un semiparásito, es decir, aunque elabora abundante clorofila verde no puede vivir sobre la tierra como las demás plantas. Necesita un huésped que la albergue, un árbol que suele ser un álamo, un manzano o un pino, mientras que no crece sobre el haya ni sobre el cerezo (aunque la manzana y la cereza sean parientes próximos).

Tiene, además, un comportamiento muy característico: mientras que toda planta evolucionada dirige sus raíces hacia el centro de la tierra y sus yemas hacia el sol, las ramas y hojas del muérdago forman una mata redondeada que se dispone en el espacio sin tener en cuenta ni la tierra ni el sol.

Las dos caras de las hojas son parecidas, algo que no ocurre en las plantas superiores. Se sabe que la mata permanece siempre verde, es decir, no pierde sus hojas en invierno, lo que significa que la planta no obedece el ritmo anual. Este comportamiento, junto a muchas otras características, permite concluir que el muérdago no está ligado al tiempo, al espacio ni a la tierra.

La luz y el agua

Por el contrario, el muérdago tiene una conexión inequívoca con la luz. Se sabe que la mayoría de las plantas deben germinar en la oscuridad, y que algunas pueden hacerlo incluso con presencia de luz, pero el muérdago necesita la luz para germinar. En su ausencia, las hojas de las plantas amarillean, pero no en el caso del muérdago, donde puede encontrarse clorofila hasta en los «chupadores» (nombre que reciben sus «raíces»), que se hunden en la madera del árbol huésped y, por tanto, en la oscuridad.

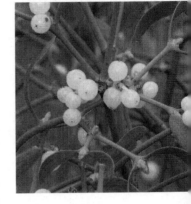

El muérdago tiene también muchas afinidades con el agua: brota, sobre todo, en los árboles que crecen a lo largo de las corrientes o en los terrenos que abrigan capas de agua subterránea, y sus hojas evaporan seis veces más agua que las del árbol huésped. Sin embargo, esta conexión con el agua no significa que se impregne hasta volverse acuoso como el tomate, sino que tiene la posibilidad de modelar el elemento líquido y, por tanto, la vida. Una facultad que está ligada con la luz, pues esta encierra precisamente las fuerzas que modelan activamente; algo que podemos reconocer en las plantas de montaña, que presentan unas formas muy acentuadas en relación con las formas menos marcadas de los vegetales que proliferan en los lugares mal iluminados.

Un cuerpo extraño

¿Pero qué tiene que ver todo esto con el cáncer? Las características del tumor canceroso son su crecimiento excesivo y desordenado, es decir, ignorar los límites impuestos al **53** órgano e invadir el organismo (metástasis). Para permanecer sano, el crecimiento debe dirigirse y modelarse constantemente, o sea, mantenerse dentro de ciertos límites. El tumor canceroso está vivo (incluso demasiado vivo), pero prolifera de tal modo que se revela insuficientemente «organizado».

El cáncer es un cuerpo extraño y vive a costa del organismo, cuyas fuerzas formadoras se muestran demasiado débiles para dirigir ese crecimiento. Estas fuerzas de crecimiento no tienen su origen en la célula cancerosa, sino en la totalidad del organismo, pero no ha sido hasta los últimos años que se ha estudiado con más profundidad la naturaleza de este, sus posibilidades de defensa, su facultad de identificar a un cuerpo extraño, etc. La inmunología se ocupa cada vez más del cáncer y, así, se ha podido saber que el organismo del canceroso no reconoce al cuerpo extraño y no moviliza sus defensas.

Para tratar la enfermedad se ha abierto una nueva vía: reforzar el poder de las defensas. Es un vasto programa de investigación cuyos primeros resultados ya se ponen en práctica parcialmente, mientras que hace unos pocos años «el acero y el rayo» se consideraban las únicas armas contra la enfermedad.

En el muérdago se encuentran reunidos dos principios de acción diferentes: por un lado, sus sustancias de intensa acción citostática destruyen las células cancerosas o detienen su proliferación (y mucho mejor que los productos químicos habituales, pues estos últimos tienen el gran inconveniente de paralizar la defensa del propio organismo) y, por otro, se estimula el sistema defensivo en su conjunto. Normalmente se dice que estos dos principios se excluyen recíprocamente y, en efecto, no se había encontrado hasta ahora ninguna sustancia que contuviera ambos. Ante esta propiedad exclusiva del muérdago, los cancerólogos de todo el mundo han comenzado a aguzar el oído y se ha abierto una vía que hace posible el tratamiento del cáncer sin los inconvenientes demasiado conocidos de la destrucción.

Antroposofía

Entre los años 1917 y 1920, Rudolf Steiner indicó la relación entre muérdago y cáncer. En este proyecto le ayudó su colaboradora Ita Wegman, médica antropósofa que años después creó una clínica especializada en cáncer donde se empezaron a tratar a los enfermos con este remedio. Hoy los médicos antropósofos utilizan preparaciones a base de esta planta desde hace ya cinco décadas. Las investigaciones más recientes confirman la actualidad del método.

Rudolf Steiner sugirió, hacia 1920, la investigación de la relación entre el agua y la Luna, es decir, cómo actúan las fuerzas de la Luna sobre la tierra y las plantas a través del agua. Sabemos que en la Antigüedad las plantas medicinales se recogían en momentos concretos siguiendo la intuición y que, lamentablemente, la mayoría de ese conocimiento se ha perdido.

Estos experimentos nos ayudarían a aprovechar al máximo los efectos de las plantas medicinales, pues demuestran que su fuerza curativa es mayor o menor según la posición de la Luna en el momento de su recolección.

El método de la dinamólisis capilar

Para poner de manifiesto las fuerzas activas de las plantas medicinales (del muérdago, concretamente), L. Kolisko coloca un extracto de estas y un papel absorbente enrollado en su interior. El extracto (a una concentración controlada) sube por capilaridad por las fibras del papel, dando una pequeña imagen en colores suaves. Debido a su tamaño no se puede deducir mucho de ella, por lo que una vez seco se hace subir una nueva solución a base de sales metálicas, que arrastran y reaccionan con el extracto, y dan esas imágenes de diverso color, según la sal metálica utilizada, y de una altura dependiente de la posición de la Luna en el momento de la recolección de la planta. Estas alturas y formas indican, a través del estudio de largas secuencias de cromatografías, la fuerza curativa de la planta. Steiner encontró en el muérdago características diferenciales con respecto a cualquier otra planta: se desarrolla según un patrón esférico (y no en sentido gravitacional), no toca el suelo, florece en invierno, fructifica todo el año y crece en numerosos árboles de especies diferentes de forma semiparásita. Según Steiner, su pauta de crecimiento es contraria a la del cáncer.

Según el enfoque espiritualista de Steiner, el cáncer es el resultado de desequilibrios que afectan al ser humano y que originan fuerzas que provocan la división celular, su crecimiento y su expansión (fuerzas organizativas inferiores), mientras hay otras que se dedican a su limitación y al control de la diferenciación celular (fuerzas organizativas superiores). Es en el equilibrio entre estos dos tipos de fuerzas donde se encuentra la fortaleza o debilidad de la persona, según predominen las superiores o las inferiores respectivamente.

■ **El extracto.** El producto utilizado es un extracto de muérdago fermentado enriquecido con diferentes sales metálicas (cobre, oro, mercurio, etc.). No puede hablarse, sin embargo, de una metaloterapia, porque las sales metálicas proceden del abono del árbol huésped del muérdago y no directamente del extracto, por lo que la posibilidad de acúmulos tóxicos es nula al pasar el filtro biológico vegetal.

Un recurso al alcance de todos

Para Steiner, el cáncer es una alteración del cuerpo, la mente, el alma y el espíritu. Sin embargo, el tratamiento con extractos de muérdago ha ido mucho más allá de la concepción antroposófica de la medicina, pues hay numerosos estudios clínicos que demuestran la actividad antitumoral de las lectinas del muérdago. Si bien en las clínicas antroposóficas se utiliza este producto con una orientación filosófica específica, en muchas clínicas y consultas alternativas de todo el mundo se está utilizando también como medicamento específico para prevenir el desarrollo del cáncer. Igualmente es bien conocida su utilización a posteriori, en casos de cáncer en los que ya se haya dado una intervención quirúrgica.

Las empresas alemanas Wala (cosméticos Dr. Hauschka) y Weleda, ambas de raíz antroposófica, fabrican productos totalmente naturales: dentífricos sin aditivos a partir de sales marinas, jabones, champús y cosméticos con ingredientes puros, etc., así como diversos productos de tipo farmacéutico siguiendo el ideario antroposófico. Para lograr el extracto de muérdago que se menciona en el artículo, se construyó una ingeniosa y compleja maquinaria gracias a la colaboración de la casa Siemens, cuyo director comparte sus valores.

Este producto es bastante caro por lo laboriosa que resulta su obtención, pero la empresa no ha tratado jamás de especular con él. Los resultados de este producto («Iscador») en la lucha contra determinados tipos de cáncer superan las previsiones, pero la «discreción germana» ha evitado un sensacionalismo que podría perjudicar las investigaciones.

Se calcula que más de sesenta mil personas han recibido este tratamiento.

Lapacho o Pau d'arco

Las tabebuias (*Tabebuia serratifolia, T. Avellanadae*). son árboles de la zona tropical de América de los cuales se emplea la corteza y, en menor medida, las flores, hojas y raíces. El «té del jíbaro» (como también se lo conoce) se ha utilizado popularmente como febrífugo y antídoto para las mordeduras de serpiente; este último uso ya indica una actividad estimulante sobre el sistema inmunitario. Algunas especies de tabebuia del Brasil provocan, además, una intensa diuresis.

En los últimos años esta planta se ha hecho muy famosa al descubrírsele propiedades antiinflamatorias, antivirales, antibacterianas y antitumorales.

Contiene lapachol (actividad inhibitoria sobre estafilococos y estreptococos, antimalárica y antitripanosómica) y lapachona (actividad antimicrobiana contra Bacillus subtilis, staphylococcus aureus, salmonella typhimurium y cándida albicans). Es un eficaz antipalúdico, superior a la cloroquina y la quinina. La lapachona posee un efecto estimulante en la reparación tisular tras la irradiación con rayos X.

Uña de gato

La uña de gato (*Uncaria tomentosa* y *Uncaria guianensis*) es la corteza de una liana procedente de la Amazonia, especialmente de la peruana. Su popularidad como planta estimulante y/o para tratar el cáncer es relativamente reciente, aunque en la medicina popular de los indios ashaninkas se ha utilizado durante siglos.

En 1969, Luis Schuler, oriundo de la Amazonia peruana, fue diagnosticado de un cáncer de pulmón con connotaciones muy malignas, por lo que fue sometido a radioterapia y quimioterapia, aunque los médicos que le trataron tenían un pronóstico muy desfavorable de su evolución.

Animado por una sirvienta indígena y con permiso del médico, Schuler empezó a tomar la corteza de esta planta, en concentraciones relativamente altas (maceración de medio kilo de la corteza en cinco litros de agua) y a los quince días empezó a notar efectos positivos. A partir de entonces, Schuler vivió en perfecta salud y murió a los 91 años.

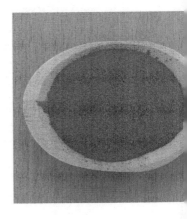

Las exportaciones de uña de gato desde Perú han crecido exponencialmente en los últimos años. Así, mientras que en 1993 se exportaron 200 kg de esta corteza, en 1997 ya se vendían 240.000 kg y en la actualidad la cifra ha alcanzado el medio millón de kilos por año (la tercera parte en forma de extractos o preparaciones farmacéuticas). Esto ha hecho, sin embargo, que la supervivencia de la planta se vea algo comprometida, porque hasta ahora el 90% de las plantas recolectadas son silvestres y no existen aún demasiados cultivos.

Esta gran demanda hace que, en ocasiones, la planta sea mal identificada y que nos encontremos con cortezas de lianas que no pertenecen a ninguna de las dos especies mencionadas.

La composición de la uña de gato es compleja, como ocurre en la mayoría de plantas medicinales: se han identificado alcaloides como la rincofilina, iso-rincofilina, uncarina F, hirsutina y otros. Es también rica en sustancias antioxidantes del tipo polifenol, como la epicatequina, y cuatro tipos diferentes de proantocianidinas.

Se ha comprobado que también es capaz de estimular la fagocitosis (la actividad de los glóbulos blancos de la san-

59

gre), y los estudios clínicos y de laboratorio indican una actividad antimutagénica (evita la mutación de las células y, así, su conversión en células cancerosas), debida a su alta concentración de sustancias antioxidantes.

Una segunda acción de la uña de gato es antiproliferativa, es decir, reduce la capacidad de reproducción de la célula cancerosa una vez ha sido dañada irremisiblemente. Esta acción se ha observado sobre células de cáncer de próstata, de mama o de neuroblastoma cerebral, así como en varios tipos de leucemia.

ALGUNAS PREPARACIONES CON PLANTAS

El Dr. J. Lluís Berdonces nos advierte que, aunque existen numerosas preparaciones a base de plantas recomendadas en la prevención del cáncer, la mayoría de ellas no han sido comprobadas científicamente y, las que sí lo han sido, no han arrojado resultados espectaculares. Sin embargo, ahí están y muchas de ellas tienen entusiastas seguidores. Vamos a ver en qué consisten y cómo parecen funcionar, teniendo en cuenta que pueden resultar más útiles en la prevención del cáncer y su desarrollo, que como una terapia específica en los casos avanzados de la enfermedad.

Aparte de las plantas citadas (que son las utilizadas por la medicina ortodoxa y con importantes efectos secundarios), el resto de plantas y formulaciones tienen una toxicidad prácticamente nula y una tolerancia excelente, por lo que a pesar de que en muchas de ellas no existan estudios científicos sobre su utilidad, sí que cumplen con el principio hipocrático de primum nil nocere («ante todo, no perjudicar»).

Se conocen más de tres mil plantas, utilizadas en las diferentes culturas, para el tratamiento y la prevención del cáncer, tanto en la medicina científica como en la tradicional.

Essiac

Es una preparación a base de plantas medicinales utilizada en el tratamiento del cáncer, que se originó en la medicina indígena del Canadá. Entre los años 1920 y 1970, la patente de la fórmula era en exclusividad para René Caisse, la enfermera que desarrolló este tratamiento y que lo vendía y administraba en la clínica rural de Ontario donde trabajaba. René Caisse murió en 1978, comunicando finalmente la composición de esta tisana que tantos beneficios había producido.

René Caisse inicia su trabajo como enfermera rural en Hayleybury, Ontario, en 1922. Una de sus pacientes le confesó en esa época que había padecido un cáncer de mama hacía ya veinte años y que se había podido recuperar con una fórmula india. Ella obtuvo la fórmula y empezó a administrarla a un pariente suyo con cáncer, que reaccionó bastante bien. En los años posteriores fue perfeccionando la fórmula hasta hacer una presentación oral y otra inyectable.

Caisse trató centenares de casos de cáncer con el essiac, pasando durante un tiempo a colaborar con el Centro Médico Brusch de Boston.

Los efectos

A pesar de la gran popularidad de este tratamiento en su país de origen, existen pocos datos científicos sobre su efectividad. René Caisse afirmaba que algunos pacientes con cáncer que siguen el tratamiento con essiac pueden

61

observar, durante las primeras semanas, un cierto endurecimiento del tumor que padecen y que sería la fase previa a una licuación posterior, donde el tumor disminuiría su volumen o, incluso, se eliminaría en forma de pus u otras sustancias.

Caisse decía que el essiac podía lograr que el tumor volviera a su localización original antes de su eliminación total. Y, en los casos irrecuperables, podía aliviar enormemente el dolor, reducir el tamaño del tumor y alargar el período de supervivencia.

Una de las grandes ventajas del essiac es la práctica ausencia de efectos secundarios, así como el aumento del apetito y de la sensación de bienestar.

La dosificación del essiac es de una cucharada sopera al día, disuelta en un poco de agua caliente, durante uno o dos años. Cuando ya se lleva un tiempo tomando essiac, la dosificación puede ser de una cucharada dos veces por semana.

En la década de 1970, Caisse, que ya había tratado centenares de casos de cáncer, colaboró con el centro médico especializado Sloan Kettering, en donde se llevaron a cabo varios estudios en animales sobre el efecto del essiac, un producto que hoy día es bastante fácil de encontrar en muchos países, tanto europeos como americanos.

Composición y efectos del essiac:

El essiac se compone de: acedera (*Rumex acetosa*), olmo del Canadá (*Ulmus fulva*), raíz de bardana (*Arctium !appa*) y ruibarbo (*Rheum palmatum*).

Aunque no existen datos epidemiológicos sobre la actividad anticancerosa del essiac y otras preparaciones, sí existen datos sobre sus componentes aislados, publicados por el National Cancer Institute (división de productos naturales), en la base de datos Napralert y en la literatura científica en general. De estos datos se deduce que:

■ **Acedera** (*Rumex acetosa*): La acedera en sí no ha demostrado tener efecto anticancerígeno, aunque algunos de sus componentes, como la emodina y la aloeemodina, sí han mostrado cierta actividad en experimentos con animales.

■ **Bardana** (*Arctium lappa*): Existen algunos datos sobre la actividad anticancerosa de la raíz de bardana sobre animales de experimentación, en especial en casos de sarcoma y leucemia. Uno de los componentes de la raíz de bardana, el benzaldehído, ha mostrado una cierta actividad antitumoral.

Setas

Algunas setas contienen sustancias con propiedades inmunoestimulantes. En el Extremo Oriente se han utilizado con gran profusión desde hace siglos. Una de las más interesantes es el shiitake (*Lentinus edodes*), conocida a través de la cocina japonesa, en la que se utiliza como un alimento más, aunque también crece en España. Es muy rica en una sustancia denominada lentinán o lentinano, que estimula el sistema inmunitario (estimula la actividad de los linfocitos T). No tiene una acción citotóxica, de ahí su excelente tolerancia.

Bastantes otras setas han demostrado tener algún efecto sobre diversos tipos de tumores; por ejemplo, *Coriolus versicolor*, *Flammulina velutipes* (enokidake), *Lentinus erodes* (maitake) o *Polyporus umbellatus*.

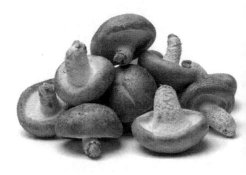

ALGUNOS CONSEJOS EN CASO DE CÁNCER

Este es un resumen que veremos ampliado, en el apartado de los alimentos, en las páginas siguientes.

■ No deben tomarse suplementos de hierro con demasiada frecuencia, ya que su exceso puede reducir la capacidad de eliminar células anormales, propia de los linfocitos y los macrófagos del sistema inmunitario. El hierro, además, puede estimular la proliferación y reproducción celular, un elemento clave en el desarrollo del cáncer. Conviene tomar jugo de remolacha roja, tanto de la raíz como de sus hojas, pues si bien es un alimento relativamente rico en hierro, lo es también en muchos pigmentos antioxidantes.

■ Lo mismo puede decirse del jugo de zanahoria, que es rico en beta-caroteno, y de los jugos de col, manzana y espárragos (igualmente deliciosos al natural). Los jugos de fruta se tomarán preferentemente por la mañana y los de verduras al mediodía o por la noche. Es importante tomarlos recién hechos.

Más información sobre los zumos y el cáncer, en el capítulo 2 («Terapia Gerson».

■ Es muy recomendable comer cebollas y ajos en cantidad, tanto crudos como cocidos. También pueden tomarse diez almendras al día (sin tostar; es mejor comprarlas con cáscara), que pueden sustituirse por piñones y nueces.

Alimentación. La dieta en general debe ser mayoritariamente vegetariana, con abundancia de cereales integrales, vegetales de la familia de las crucíferas (col, coliflor, nabos, mostaza, coles de Bruselas) y vegetales de colores intensos (ricos en pigmentos: carotenos, flavonoides, antocianinas).

Los alimentos que no deben faltar en la dieta son los siguientes:

• Arroz y pan integral, avena, mijo.

• Brécol verde, col, coles de Bruselas.

• Jugo de alfalfa y alfalfa germinada.

• Zanahoria, melón (cuanto más amarillo mejor), calabaza.

• Moras, arándanos (mirtilos), uva negra, ciruelas.

• Frutos secos comprados con la cáscara, sin tostar, de la máxima frescura posible (son ricos en vitamina E).

• Legumbres secas, especialmente judías pintas o rojas, guisantes y lentejas.

Alimentos que deben rechazarse:

• Alimentos procesados (precocinados, etc.).

• Grasas saturadas (cerdo, vaca) e hidrogenadas (margarinas, bollería industrial).

• Sal (mejor utilizar sustitutos).

• Azúcar (puede sustituirse por miel pura o sirope de savia, como el de arce).

• Alcohol, café y tés fermentados.

Hábitos de vida. La aparición de un trastorno tan grave como el cáncer obliga a cambiar por completo nuestra vida cotidiana. A partir de ese momento habrá que seguir, por lo menos, las indicaciones siguientes:

• Dejar de fumar radicalmente.

• Evitar a toda costa cualquier tipo de aceite hidrogenado.

• Reducir el consumo excesivo de azúcares y harinas blancas.

• Practicar ejercicio físico regularmente, aunque con moderación.

Soja y cáncer hormonodependiente

Numerosos estudios muestran una relación entre el consumo de soja y diversos tipos de cáncer, entre ellos los de mama, próstata, colon y otros cánceres hormonodependientes.

El consumo de soja aumenta en el plasma humano los niveles de algunas hormonas, lo que se ha comprobado al valorar su efecto anticanceroso. Por un lado, se ha observado que las principales isoflavonas de la soja (genisteína y daidzeína) se absorben efectivamente en el tracto digestivo, son captadas por el hígado y se excretan en forma de 7-0-beta glucurónido.

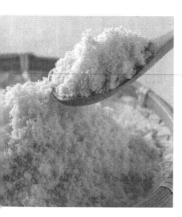

Los estudios realizados en animales de laboratorio y cultivos celulares de células cancerosas observan una diferencia significativa cuando se administran dosis de isoflavonas de 10 microM; el consumo regular de soja proporciona unos niveles de 1 a 5 microM.

Estos niveles son inferiores a la dosis considerada ideal, pero si tomamos productos de soja de forma regular, estos niveles plasmáticos se mantienen y probablemente serán suficientes para inhibir la actividad cancerosa.

El cáncer de mama y el cáncer de próstata. Algunos cánceres tienen una estrecha relación con el nivel de ciertas hormonas en nuestro cuerpo. No solo el cáncer que se asienta en las glándulas endocrinas está influenciado por este factor; así, el **cáncer de próstata** o el **cáncer de mama** responden bien a una terapia con fitoestrógenos. Los estrógenos y la progesterona son dos grupos de hormonas femeninas que los varones también producen, aunque en menor cantidad, y que influencian enormemente en la evolución del prostatismo y del cáncer de próstata.

El cáncer de mama es el más común en los países desarrollados y segunda causa de muerte por cáncer entre las mujeres. Se trata, además, de una enfermedad en aumento, que se ha relacionado con diversos factores de la vida moderna, como la dieta occidental rica en grasas y pobre en fibra.

¿Por qué entre las mujeres asiáticas hay tan pocos cánceres de mama? La incidencia es cinco veces menor en las mujeres chinas de Shanghai o Tianjin que entre las caucásicas estadounidenses. Se ha podido comprobar que las mujeres de raza asiática que viven en Estados Unidos tienen también una incidencia menor de cáncer de mama, pero esta aumenta cuando se reduce el consumo de soja en la alimentación y se adoptan las costumbres occidentales.

En cuanto al cáncer de próstata, hay muchos factores que influyen en su desarrollo y la evolución, y se sabe que las dietas bajas en grasa y el consumo de soja, vitamina E y selenio puede tener algún efecto protector. Hoy se sabe que alrededor del 50% de los cánceres tienen una implicación dietética importante.

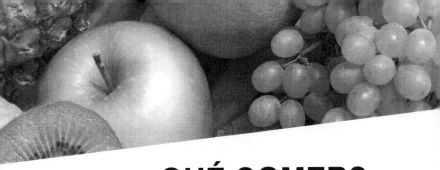

¿QUÉ COMER?

ALIMENTOS QUE FAVORECEN EL CÁNCER Y ALIMENTOS ANTICÁNCER

Hablar de medicina nutricional, dentro del ámbito clínico convencional, es relativamente nuevo y su aceptación por parte de los actuales sistemas de salud resulta un tanto conflictiva. Es algo que requiere cambios importantes de tipo individual, social y sanitario, de ahí que tenga tanto valor la tarea de sus descubridores.

En este punto, hay que mencionar a Richard Béliveau y Denis Gringas, bioquímicos e investigadores de alto nivel que trabajaron en la influencia que tienen algunos alimentos para favorecer o evitar el cáncer, como veremos luego; empezamos por el testimonio del médico y periodista Servan-Schreiber sobre el tipo de Medicina más eficaz:

Al Norte de la India

«Mi visión de la medicina empezó a cambiar en las calles de Dharamsala, sede del gobierno en el exilio del Dalai Lama en la India. Durante una misión humanitaria con huérfanos tibetanos, aprendí que había dos sistemas sanitarios en Dharamsala. El primero giraba en torno al

Hospital Dalac, una moderna clínica occidental con departamento de cirugía, los habituales aparatos para radiografías y para examen con ultrasonidos, y medicinas convencionales. Alrededor de este hospital habían montado sus consultas privadas los médicos que habían estudiado medicina occidental en la India, Gran Bretaña y Estados Unidos. Cuando hablaba con ellos mencionábamos los mismos libros de referencia que yo había utilizado en la Escuela de Medicina; hablábamos el mismo lenguaje y nos entendíamos a la perfección.

»En la misma ciudad había una escuela que enseñaba la medicina tradicional tibetana, así como un laboratorio donde se elaboraban remedios tibetanos con hierbas medicinales. También había doctores tibetanos que trataban a sus pacientes con métodos totalmente diferentes de los que yo conocía: examinaban el cuerpo de la misma manera que contemplamos la tierra de un jardín.

»No buscaban los síntomas de la enfermedad, que muchas veces saltan a la vista, sino que buscaban fallos en el terreno, por qué el organismo necesitaba defenderse ante una enfermedad. Lo que ellos trataban de entender era cómo había que reforzar ese cuerpo en concreto, esa tierra, para que pudiera enfrentarse por sí mismo al problema que había llevado al paciente a buscar ayuda. Nunca me había planteado la enfermedad de esa manera.

La Medicina más adecuada

»El método me echaba para atrás. Más aún porque para "fortalecer" el cuerpo, mis colegas tibetanos tiraban de remedios que me parecían totalmente esotéricos y probablemente ineficaces. Hablaban de acupuntura, de meditación, de infusiones... y mucho de corregir la alimentación. Según mi sistema de referencia, era evidente que nada de todo eso podía realmente ser efectivo. Como mucho, esos remedios servirían para tranquilizar un poco a los pacientes y darles algo con lo que entretenerse, al tiempo que les transmitían el mensaje de que estaban haciendo algo que les vendría bien.

»Me preguntaba qué habría hecho yo si hubiese sido tibetano y me hubiese puesto enfermo. A la vista de los dos sistemas sanitarios paralelos, ¿cuál escogería? Mientras estuve en Dharamsala me dediqué a plantear esta pregunta a todo con el que trabajaba o que tuve ocasión de conocer. Se lo pregunté al ministro de Sanidad, que había sido quien me había invitado a ir. Y al hermano del Dalai Lama, en cuya casa me hospedaba. Y se lo pregunté a los magníficos médicos lamas que me presentaron. Hablaba del tema con la gente de a pie que me iba cruzando por las calles de la ciudad. Pensé que les estaba planteando un dilema: ¿Elegirían la medicina occidental (moderna y efectiva) o su propia medicina ancestral, por amor a la tradición?

»Y ellos me miraban como si les hubiese hecho una pregunta de tontos: "Pues es obvio", decían invariablemente. "Si se trata de una enfermedad aguda, como una neumonía o un infarto o una apendicitis, hay que ir a los médicos occidentales, que disponen de tratamientos eficaces para crisis y accidentes. Pero si se trata de una enfermedad crónica, entonces hay que ir a un médico tibetano. Sus tratamientos tardan más en surtir efecto, pero se ocupan del terreno en profundidad. A largo plazo es lo único que funciona de verdad".

¿Y el cáncer? Se calcula que una célula cancerosa tarda hasta cuarenta años en convertirse en un tumor peligroso. ¿Es una enfermedad aguda o crónica? ¿Qué hacemos en Occidente para ocuparnos del "terreno"?»

«Nutracéuticos»

Richard Béliveau, investigador de Bioquímica y profesor de la Universidad de Montreal, dirige uno de los mayores laboratorios del mundo dedicados a la medicina molecular, especializado en biología del cáncer. En estas dos últimas décadas ha trabajado con los principales grupos farmacéuticos del mundo, como Astra-Zeneca,

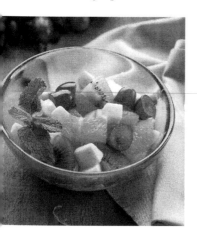

Novartis, Sandoz, Wyeth y Merck, con el fin de identificar los mecanismos que hacen funcionar los medicamentos anticáncer.

Tras entender dichos mecanismos, el objetivo es desarrollar nuevos medicamentos con menos efectos secundarios. Béliveau y su equipo se centraron en las cuestiones bioquímicas, algo a años luz de las preocupaciones de quienes padecen la enfermedad.

Un día su laboratorio se trasladó a una nueva ubicación, dentro del hospital infantil de la Universidad de Montreal. Allí cambió todo. Su nuevo vecino, el director del Departamento de Hemo-Oncología, le pidió que buscase algún método que sirviese para reducir la toxicidad y mejorar la eficacia de la quimioterapia y de la radioterapia. «Estoy abierto a cualquier cosa que nos ayude a cuidar de nuestros niños», le dijo. «Cualquier cosa que se pueda combinar con los tratamientos existentes. Incluso si hubiera que implicar en ello la alimentación».

¿La alimentación? Esta idea no tenía absolutamente nada que ver con la farmacología médica que Richard Béliveau llevaba veinte años practicando. Pero desde el traslado del laboratorio, todos los días pasaba por delante del departamento que se ocupaba de los niños con leucemia. A veces lo paraba por el pasillo algún padre y le preguntaba: «¿Hay algo más que podamos hacer por nuestra hija? ¿Algo nuevo que podamos intentar? Estamos dispuestos a hacer lo que sea por nuestra hija».

Lo más duro era cuando lo paraban los niños para hacerle esas mismas preguntas. Aquello lo conmovió profundamente. No paraba de darle vueltas al asunto, hasta el punto de despertarse en plena noche con alguna idea nueva, para darse cuenta, por la mañana, de que no tenía mucho sentido. Al día siguiente se zambullía en la literatura científica en busca de alguna pista que seguir. Fue así como se topó un día con un artículo revolucionario, publicado en la prestigiosa revista Nature.

Investigaciones bien enfocadas

La industria farmacéutica en conjunto andaba buscando, desde hacía algunos años, nuevas moléculas sintéticas capaces de bloquear el desarrollo de nuevos vasos sanguíneos («angiogénesis», ver capítulo 1), necesarios para el crecimiento de los tumores.

En aquel artículo, dos investigadores del Instituto Karolinska de Estocolmo demostraban, por primera vez, que un alimento tan elemental como el té (después del agua, la bebida más consumida en todo el mundo) era capaz de bloquear la angiogénesis, valiéndose de los mismos mecanismos que las medicinas existentes. Dos o tres tazas de té verde al día eran suficientes.

La idea le pareció brillante y significaba, cómo no, investigar en el ámbito de la nutrición. Todos los datos relativos a epidemiología venían a confirmarlo. Lo que diferenciaba, principalmente, a las poblaciones con mayores tasas de cáncer de las que presentaban menores era la alimentación.

Cuando los asiáticos desarrollaban un cáncer de mama o de próstata, por lo general el tumor era mucho menos agresivo que en el caso de un occidental. De hecho, allí donde se bebía té verde en abundancia se registraba una menor incidencia de cáncer.

Por primera vez, Béliveau se preguntó si las moléculas contenidas en determinados alimentos podrían ser poderosos agentes anticáncer. Es más: cinco mil años de experimentación en seres humanos parecía tiempo suficiente para demostrar que eran inofensivas. Por fin había dado con algo que ofrecer a los niños sin exponerlos al más mínimo riesgo: alimentos anticáncer o, como le gustaba llamarlos a él, «nutracéuticos».

El laboratorio de medicina molecular del Hospital Infantil St. Justine de Montreal era uno de los mejor equipados para analizar los efectos de diversas moléculas en el crecimiento de las células cancerosas y en la angiogénesis de vasos sanguíneos necesarios para alimentarlas. Si Béliveau decidía dedicar ahora su equipo de cincuenta investigadores y un equipamiento que valía veinte millones de dólares a la búsqueda de alimentos anticáncer, podría conseguirse rápidamente un avance sustancial. Pero se trataba de una decisión arriesgada. Al no ser posible patentar un alimento y, por tanto, no poder obtener un beneficio económico, ¿quién querría financiar toda esa labor de investigación? Sin más pruebas tangibles de la validez de su enfoque, no parecía razonable desde el punto de vista económico meterse en semejante aventura. Fue la vida misma la que impulsó a Béliveau a dar el paso que ningún otro laboratorio del mundo se había atrevido aún a dar.

Un cáncer sin enfermedad

Una noche de jueves Richard Béliveau recibió la llamada desesperada de Lenny, un amigo que padecía un grave cáncer de páncreas. Lenny vivía en Nueva York y en el Memorial Sloan Kettering Cancer Center, uno de los hospitales especializados más importantes de Estados Unidos, le habían comunicado que le quedaban unos meses de vida. Ciertamente, el de páncreas es uno de los cánceres con peores perspectivas.

Lenny era un personaje que parecía sacado de una novela. Robusto, de risa atronadora y legendarios arrebatos de ira, era un gran aficionado al póquer y al juego. Le había tocado una mano mala, pero una vez más estaba decidido a probar su suerte hasta el final. ¿Podía sugerirle algo Béliveau? Lenny estaba dispuesto a ir hasta el fin del mundo para participar en cualquier protocolo experimental que pudiera recomendarle.

A la mujer de Lenny, al otro lado del teléfono, casi no le salían las palabras. Musitó que llevaban juntos treinta y dos años, que nunca habían estado separados, que no podía ni imaginar que fuese a terminar así, tan de repente. Y suplicó un poco más de tiempo.

Béliveau solicitó que le mandasen por fax el expediente médico y al día siguiente empezó a revisar las bases de datos internacionales en busca de las pruebas de investigación más recientes. Pero había muy pocas relacionadas con el cáncer de páncreas, y las existentes no admitían pacientes en un estado tan avanzado como el de Lenny.

Telefoneó apesadumbrado a la mujer de su amigo para comunicarle su fracaso. Entre lágrimas, ella le dijo que se había enterado de su reciente interés por la relación entre cáncer y alimentación. Le dijo que iba a cuidar de Lenny, «de la A a la Z, todos los días hasta el final». Que él haría lo que ella le dijese y que si a Béliveau se le ocurría alguna sugerencia, la probarían. Que no tenían nada que perder. Y de verdad no había nada que perder. Si sus ideas eran acertadas, era el momento de darle a alguien necesitado la oportunidad de beneficiarse de ellas. Béliveau se pasó todo el fin de semana revisando la base de datos de Med-Line (el famoso archivo informático con todos los artículos médicos publicados en el mundo, organizado por la Biblioteca Nacional de Medicina de Washington). De allí extrajo artículos de toda clase de fuentes, relacionados con alimentos que poseían un efecto comprobado en la lucha contra el cáncer; calculó concentraciones de sustancias fitoquímicas que podrían obtenerse en cantidades empleadas en cocina, y evaluó cómo las asimilaba el intestino, así como la biodisponibilidad para los tejidos.

Al cabo de dos días de intenso trabajo, tenía en las manos un primer listado de «alimentos que combaten el cáncer», sobre el que basaría posteriormente su primera obra, un libro. La lista incluía, entre otros, diferentes clases de coles y repollos, brécol, ajo, soja, té verde, cúrcuma, frambuesas, arándanos y chocolate negro. Hoy se conocen las virtudes de bastantes fitoquímicos que contienen estos alimentos. Pero volvamos al relato:

Aquel mismo domingo por la noche llamó a la mujer de Lenny para pasarle la lista, junto con una serie de indicaciones fundamentales: «El cáncer es como la diabetes. Hay que cuidarlo día a día. Disponéis de unos cuantos meses: los alimentos de esta lista pueden tomarse sin ninguna excepción en todas las comidas a lo largo de dicho período. No se trata de que los tome solo de tanto en tanto. No debéis saliros de esta lista».

También le dijo que quedaban prohibidas todas las grasas excepto el aceite de oliva o de linaza, con el fin de evitar los omega-6, que favorecen la inflamación. Y le recomendaba unas recetas japonesas que conocía y que le gustaban especialmente. La mujer de Lenny apuntó todo y le prometió usar esos alimentos todos los días. Era la única esperanza a la que podía agarrarse.

Al principio le llamaba con frecuencia. Hizo religiosamente lo que había prometido, pero estaba asustada. Lloraba al teléfono, diciéndole: «No quiero perderle... No quiero perderle...».

La sorpresa

Dos semanas después su voz había cambiado. «Es la primera vez que se levanta de la cama en los últimos cuatro meses», le anunció. «Hoy comió con apetito». Día tras día se confirmaba la mejoría: «Se siente mejor... Está andando... Ha salido a la calle...». Béliveau no podía dar crédito. Al fin y al cabo, era un cáncer de páncreas, un cáncer que cae como un rayo, uno de los más agresivos. Pero no cabía duda de que algo estaba cambiando en el agotado organismo de Lenny.

Lenny sobrevivió cuatro años y medio más. Durante mucho tiempo el tumor permaneció estable e incluso menguó casi un cuarto de su tamaño. Él volvió a sus ocupaciones habituales y a sus viajes. Su oncólogo de Nueva York le dijo que nunca había visto nada parecido. Durante un tiempo fue como si Lenny llevase dentro el cáncer sin estar enfermo, aunque finalmente su organismo sucumbió. Cuando Richard Béliveau relata la historia, casi se sonroja. «Era la primera vez que hacía semejante recomendación. Desde luego, era un único caso. Era imposible extraer conclusiones. Pero, aun así... ¿y si era posible?».

Para un investigador que había dedicado toda su vida a la biología de la quimioterapia, aquello fue un shock. Pero, **77** a decir verdad, ¿qué nos impide comer mejor durante la quimioterapia o después de ella? Comer de esta manera no comporta ningún inconveniente. Después de la experiencia con Lenny, Richard Béliveau siguió despertándose en plena noche. «¿Qué hago con esto?», se preguntaba. «¿Tengo derecho a pasar por alto una contribución tan importante a la salud pública? ¿Es aceptable no explorar sistemáticamente, científicamente, este enfoque de la alimentación?». Al final llegó el día en que decidió embarcar a su laboratorio en el mayor proyecto de investigación jamás realizado sobre los efectos bioquímicos de los alimentos anticáncer. Desde entonces, son tales los resultados que han cambiado radicalmente la concepción que se tenía sobre los mejores métodos de protección contra el cáncer.

Cuando Richard Béliveau habla de la dieta occidental a la luz de estos resultados, se muestra consternado: «Con todo lo que he aprendido en estos años de investigaciones, si me pidieran que diseñara hoy una dieta que promoviese al máximo el desarrollo del cáncer, no podría encontrar una mejor que nuestra alimentación actual».

Alimentos que actúan como medicinas

Si determinados alimentos de nuestra dieta pueden actuar como un abono para los tumores, hay otros que, por el contrario, contienen valiosas moléculas anticáncer. Y no se trata solo de las habituales vitaminas, minerales y antioxidantes.

En la Naturaleza, ante una agresión, los seres vegetales no pueden ni luchar ni huir. Para sobrevivir, tienen que estar provistos de unas poderosas moléculas capaces de defenderlos de las bacterias, de los insectos y de las inclemencias del tiempo. Estas moléculas son unos compuestos fitoquímicos que poseen propiedades antimicrobianas, antifúngicas e insecticidas, que actúan sobre los mecanismos biológicos de los posibles agresores.

Además, tienen propiedades antioxidantes que protegen las células de la planta de la humedad y de los rayos del sol (los antioxidantes evitan que las células se «oxiden» cuando sus frágiles mecanismos se ven expuestos a los corrosivos efectos del oxígeno).

Qué alimentación puede ser perjudicial para la salud

Si queremos mantener una buena salud, la alimentación que debemos descartar es la basada en la comida rápida, o *fast food*, y la precocinada. Además, conviene suprimir o reducir de nuestra dieta los refrescos azucarados, la carne roja (ternera, cordero y cerdo), carnes procesadas como los embutidos, salchichas, hamburguesas, bacón, ahumados, salazones, patatas fritas, alimentos fritos, pan, pasta y pizza hechas con harina refinada de trigo, bollería, dulces, aceites refinados, azúcar blanquilla y azúcar integral.

Si un día se come en una cadena de comida rápida o una fritura, eso no va a provocar una enfermedad, pero si se sigue este tipo de alimentación habitualmente, aumentarán las posibilidades de padecerla.

¿Qué alimentación nos protege de la enfermedad?

Nuestra alimentación diaria puede convertirse en una auténtica medicina, que podemos tomar tres veces al día durante toda la vida. La actividad anticáncer asociada a algunos alimentos permite que actúen como medicamentos e interfieran en el desarrollo del cáncer.

La nutriterapia o terapia a través de los alimentos puede considerarse parte del arsenal terapéutico con el que **79** contamos para luchar contra el cáncer, dado que determinados alimentos pueden inducir el suicidio de las células tumorales, así como inhibir la angiogénesis y estimular el sistema inmunitario.

La nutriterapia puede considerarse una quimioterapia preventiva sin efectos secundarios que hace que los tumores latentes no lleguen a convertirse en cánceres. Los alimentos que ingerimos a diario también influyen sobre nuestros genes y pueden impedir que se desarrolle un tumor, a pesar de poseer genes que nos predispongan a padecerlo (oncogenes).

Una alimentación preparada con alimentos frescos y ecológicos, en la que predominen las hortalizas y verduras (en especial las de hoja verde), frutas, frutos secos, semillas, algas, setas (en especial las setas asiáticas), legumbres y cereales integrales, nos ayudará a mantener alejada la enfermedad.

Fitoquímicos

En esta dieta deben cobrar protagonismo ciertos alimentos que contienen unas sustancias denominadas "fitoquímicos", identificados como auténticos agentes anticáncer y sin efectos secundarios. Los fitoquímicos son los responsables del sabor, color y olor de frutas y verduras. Es, por ejemplo, la quercetina de las cebollas, el ajo y las manzanas, la curcumina de la cúrcuma, el licopeno del tomate, el ácido elágico de los frutos rojos, el resveratrol de la uva y del vino tinto, los carotenos de las zanahorias y la calabaza, el sulforafano y el indol-3-carbinol de las verduras crucíferas, las catequinas del té verde, los terpenos presentes en las plantas aromáticas, etc.

En el laboratorio, estos fitoquímicos son capaces de destruir las células tumorales, sin embargo, no se ha establecido hasta ahora la dosis óptima en humanos para que estas sustancias sean efectivas en la lucha contra el cáncer. Lo que sí se sabe es que una dieta basada en alimentos ricos en fitoquímicos nos va a ayudar a prevenir la enfermedad. El riesgo de padecer cualquier tipo de cáncer disminuye si aumentamos el consumo de fruta y verdura: por cada 200 gramos consumidos al día, nuestro riesgo de padecer cáncer disminuye en un 3%. Los cánceres que se relacionan con la alimentación son, precisamente, los más frecuentes en la sociedad occidental: el cáncer de colon, de mama y de próstata.

¿Qué aditivos y alimentos tenemos que restringir en la dieta debido a su potencial carcinógeno?

Los aditivos alimentarios

Son sustancias que se añaden de forma intencionada a los alimentos y bebidas con el fin de conservarlos en buen estado o mejorar su olor, sabor o color. Algunos son muy tóxicos y deben evitarse. En altas dosis se han relacionado con la aparición de cáncer. Algunos aditivos (colorantes, conservantes, potenciadores del sabor, edulcorantes…) se han prohibido en estos últimos años, aunque no en todos los países.

■ **E-230 bifenilo, E-231 ortofenilfenol y E-232 ortofenilfenato sódico.** Son conservantes sintéticos procedentes del petróleo. Se aplican sobre la piel de los cítricos y se relacionan con el cáncer de vejiga. No desaparecen al lavarlos. Si vas a usar la piel de los cítricos para consumo, asegúrate de que sean de cultivo ecológico.

■ **E-239 hexametilentetramina.** Es un conservante sintético derivado del amoniaco y del formaldehído. Se emplea en conservas de pescado, caviar y cortezas de quesos provolone para evitar mohos y bacterias. Provoca mutaciones genéticas en animales de laboratorio. Puede ser cancerígeno.

■ **E-249 nitrito potásico, E-250 nitrito sódico , E-251 nitrato sódico y E-252 nitrato potásico.** Los nitritos son aditivos utilizados en la industria alimentaria para conservar la carne y darle sabor y color. Están presentes en embutidos, salazones, patés, preparados de carnes, bacón y cervezas. Son tóxicos y en el estómago se convierten en nitrosaminas que pueden resultar cancerígenas.

■ **E-284 ácido bórico.** Se emplea en el caviar y en ciertos enjuagues bucales. Es un tóxico que afecta al sistema nervioso.

¡No a este tipo de alimentación!

Es muy fácil evitar los aditivos: daremos prioridad a los alimentos frescos y elaborados en casa. Y también…

■ **La alimentación rica en alimentos preparados a la barbacoa, parrilla y fritos.** Con estas técnicas culinarias se generan sustancias cancerígenas como los benzopirenos y las acrilamidas.

■ **Alimentación rica en azúcares refinados.** La bollería, la pastelería, las pastas, las galletas, los helados, las mermeladas, las golosinas y demás productos de repostería contienen grandes cantidades de azúcares y grasas trans, y muy pocos nutrientes. El IG y la CG de estos productos es muy alta.

Las dietas basadas en alimentos con IG alto se relacionan con un mayor riesgo de padecer cáncer. Debemos limitarlos y consumirlos solo de forma excepcional. Es preferible que los elabores tú en casa con harinas integrales y endulzantes naturales.

■ **Bebidas.** Evita también los refrescos gaseosos como las bebidas de cola y las bebidas «de naranja», que solo llevan agua, azúcar y aditivos, así como los zumos industriales, que son muy ricos en azúcares. Todos los zumos y bebidas envasadas en tetra brick poseen un pequeño dulzor adicional, debido al tratamiento térmico al que son sometidos. El resto de zumos en otros envases son pasteurizados como cualquier conserva, es decir, están cocidos y su poder nutritivo es realmente muy limitado.

Los sustituiremos por agua mineral, zumos caseros, batidos verdes o té verde.

Es cierto que la elaboración de zumos caseros es un poco lenta (algo más de 30 minutos), pero siempre vale la pena.

■ **Azúcar.** Ojo con el azúcar blanquilla si lo añadimos a nuestras bebidas. Hay que eliminarlo por completo. Se sustituirá por endulzantes naturales, siendo el mejor la estevia, aunque hay que aprender a dosificar bien la cantidad.

■ **Golosinas.** Los niños han de acostumbrarse a que una chuche no es un premio, sino un castigo para el cuerpo. No es fácil si vemos cómo aparecen en la escuela o los días de cumpleaños de los compañeros de clase, pero hay que hacer ver a todo el mundo que podemos obtener más dulzura en nuestras vidas de formas mucho más saludables.

■ **La alimentación rica en grasas refinadas y animales.** Debemos evitar los alimentos ricos en ácidos grasos trans o hidrogenados, como la margarina y los aceites vegetales refinados. Debemos evitar también el exceso de grasas animales saturadas como el bacón, las mollejas, la panceta, los embutidos, las manos de cerdo y el codillo, y sustituirlas por grasas vegetales, pescado o carne magra o de caza.

Evita cocinar con mantecas y mantequilla, y sustitúyelas por aceite de oliva virgen extra. En los alimentos precocinados hay muchas grasas trans, y si estos además están fritos, evítalos.

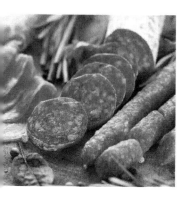

El exceso de consumo de grasas trans y animales se relaciona con un mayor riesgo de desarrollar cáncer de colon, mama y próstata, así como con la obesidad y la hipercolesterolemia.

■ **La alimentación rica en carne roja y lácteos.** La carne roja y los embutidos consumidos a razón de más de 20 gramos al día se han relacionado con un mayor riesgo de padecer cáncer, principalmente de colon. La carne roja es la carne de ternera, cerdo, buey y cordero. La carne blanca es la procedente del pollo, pavo, conejo y algunas partes del cerdo. La carne y la leche de ganadería convencional contiene omega-6, antibióticos y hormonas de crecimiento artificiales que nosotros ingerimos al consumirlas.

La carne es difícil de digerir y su metabolismo puede generar toxinas. Si consumimos mucha cantidad, estamos ingiriendo también grandes cantidades de proteínas, y su exceso está relacionado con un mayor riesgo de cáncer.

■ **Carne: cuanto menos (o nada), mejor.** Reduce la carne de tu alimentación y trata de suprimir la carne roja y el embutido. Da preferencia al pescado y, en menor medida, a la carne blanca o magra. El consumo de pescado y carne magra no es perjudicial, pero su consumo excesivo va en detrimento de la ingesta de vegetales, por eso deben tener una menor presencia en nuestra alimentación.

Reduce también el consumo de lácteos. Su alta presencia en la dieta se ha relacionado con un mayor riesgo de cáncer de próstata y ovario. Respecto a otros cánceres, los resultados son contradictorios. Las leches vegetales son excelentes alternativas a la leche de vaca. Te recomiendo la leche de almendras, avellanas o avena.

El salero, bien lejos

La sal incrementa el riesgo de padecer cáncer y puede conducir a un aumento de la tensión arterial, lo cual es un factor de riesgo de enfermedades del corazón y cerebrovasculares. La vasta mayoría de la sal que consumimos se encuentra en el propio alimento que compramos. El 14% de los casos de cáncer de estómago podrían evitarse si todos limitásemos el consumo de alimentos salados y sal a 6 gramos diarios.

■ **¿Cuánta sal consumimos?** Mientras que la cantidad ideal de ingesta de sal al día sería de 6 gramos, lo cierto es que el promedio de consumo en la población es de 8,6 gramos. Es decir, diariamente consumimos como promedio un 43% más de sal de la que está recomendada.

■ **¿De dónde procede la sal que consumimos?** El 75% de la sal que ingerimos proviene de los alimentos procesados, ya sean comidas preparadas, queso, patatas chips envasadas, pan, galletas o carne procesada. El otro 25% lo añadimos cuando preparamos los alimentos o en la mesa.

■ **Los alimentos más salados**

• Los embutidos. El más salado es el jamón, seguido del chorizo, el salchichón y el fuet. Entre los embutidos cocidos, destacan el jamón, el pavo cocido y las salchichas.

• Pan. Los más salados son el pan blanco, seguido del de molde blanco y el tostado.

• Quesos. Los más salados son el manchego y el parmesano.

• Platos preparados y precocinados.

¿Sabías que reducir el consumo de sal puede evitar uno de cada siete casos de cáncer de estómago?

Alternativas a la sal

• Especias y hierbas aromáticas para cocinar sin sal. Sazonar con especias y hierbas aromáticas ayuda a reducir de forma paulatina la adición de sal a los platos.

85

• Limón, lima o vinagre de manzana o arroz.

• Cocinar los alimentos al vapor, pues de esta forma se conserva mejor el contenido natural del sodio del alimento.

• La sal marina sin refinar, por su sabor más fuerte, permite emplear menos cantidad para dar sabor a las comidas.

• Podemos preparar alternativas en casa, como la sal de algas o la sal de verduras.

• La sal oculta de los alimentos elaborados es la más difícil de evitar. Conviene reducir la ingesta de productos procesados y revisar las etiquetas.

Para no pasarnos con la sal

Cuando hagas un guiso o potaje añádele la sal al final y déjalo reposar, así se concentran los sabores y tendremos tiempo de rectificar si nos ha quedado soso.

Utiliza sal marina y evita la sal fina. La sal marina está libre de antiaglomerantes y sustancias blanqueantes.

La alimentación rica en ahumados

El proceso de ahumar genera sustancias cancerígenas, y se ha demostrado una relación directa entre el alto consumo de alimentos ahumados y el riesgo de padecer cáncer de estómago.

En el humo de la leña que se utiliza para el ahumado encontramos formaldehído, hidrocarburos aromáticos policíclicos (HAP) y benzopirenos. Todos ellos son potenciales carcinógenos, por tanto, hay que evitar salazones y ahumados. De entre todos, el menos perjudicial es el jamón ibérico.

La alimentación rica en alimentos refinados

Lo repetiremos: el excesivo consumo de alimentos refinados puede favorecer el desarrollo de cáncer debido a su alto IG, su carácter inflamatorio y su carencia de nutrientes.

ALIMENTOS ANTICÁNCER

Té verde

El té verde, por ejemplo, bloquea la invasión de los tejidos y la angiogénesis. Contiene numerosos polifenoles llamados "catequinas", siendo uno de ellos la epigalocatequina galato o EGCG, una de las moléculas nutricionales más poderosas contra la formación de nuevos vasos sanguíneos por parte de las células cancerosas.

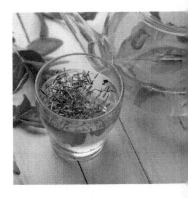

Este polifenol se destruye durante la fermentación para obtener té negro, pero lo encontramos en grandes cantidades en el té verde. Después de tomar dos o tres tazas de té verde hay gran abundancia de EGCG en la sangre y se propaga por todo el cuerpo sirviéndose de los capilares, rodeando y nutriendo así a todas las células del organismo. El EGCG se deposita sobre la superficie de cada célula y bloquea los interruptores (los «receptores»), cuya función es dar la señal que permite que células extrañas, como las células cancerosas, penetren en los tejidos circundantes.

El EGCG también es capaz de bloquear los receptores que emiten la señal de formación de nuevos vasos. Una vez que las moléculas de EGCG bloquean los receptores, estos ya no pueden responder a las órdenes que emiten las células cancerosas a través de los factores de inflamación de invadir tejidos colindantes y de fabricar los nuevos vasos que se necesitan para el crecimiento de un tumor.

En su laboratorio de medicina molecular de Montreal, Richard Béliveau y su equipo comprobaron los efectos del **87**

EGCG, aislado del té verde, en varias hileras de células cancerosas. Observaron que frenaba sustancialmente el crecimiento de la leucemia y del cáncer de mama, próstata, riñón, piel y boca.

El té verde actúa también como desintoxicante del organismo, ya que activa los mecanismos del hígado capaces de eliminar más rápidamente las toxinas cancerosas del organismo. Y se ha demostrado en ratones que bloquea los efectos de las sustancias químicas cancerígenas responsables del cáncer de mama, de pulmón, de esófago, de estómago y de colon.

Por último, el efecto del ECGC es aún más llamativo si se combina con otras moléculas presentes habitualmente en las dietas asiáticas; por ejemplo, con la soja.

¿Cuántas tazas de té verde al día?

Para esta pregunta encontramos respuesta en dos estudios llevados a cabo con pacientes en Japón, un país lleno de consumidores de té verde. En un grupo de mujeres japonesas que tenían tumores en el pecho que aún no habían presentado metástasis, los investigadores descubrieron que las que tomaban tres tazas de té verde al día tenían un 57% menos de recaídas que las que solo tomaban una taza al día.

En hombres con tumores en la próstata, el consumo diario de cinco tazas de té verde reducía en un 50% el riesgo de que su cáncer se desarrollase hasta alcanzar una fase avanzada.

El **té oolong** ha seguido un tipo de fermentación que lo hace estar a mitad de camino entre el té verde y el té negro. El té verde descafeinado conserva todos sus polifenoles.

El **té verde japonés** (Sencha, Gyokuro, Matcha, etc.) es aún más rico en EGCG que el té verde chino.

El té verde debe dejarse en infusión entre cinco y ocho minutos como mínimo (idealmente, diez minutos) para que libere las catequinas. Algunas personas son sensibles a la cafeína del té verde y pueden desvelarse o tender al insomnio si lo toman pasadas las cuatro de la tarde. En este caso, puede tomarse té verde descafeinado.

■ **Utilización:** Dejar en infusión 2 gramos de té verde durante diez minutos en una tetera, y beber no más tarde de una hora. Tomar seis tazas al día. No guardar el té verde para después, ya que en cuestión de un par de horas ha perdido todos sus beneficiosos polifenoles.

Aceite de oliva virgen extra

Las aceitunas y el aceite de oliva son el ingrediente por excelencia de la dieta mediterránea que, como sabemos, es mucho menos cancerígena que otras occidentales. Durante mucho tiempo se atribuyeron los beneficios de esta alimentación a su combinación de fibra, fruta y verdura. Hoy está demostrado su potencial antioxidante y su increíble abundancia de agentes fitoquímicos anticáncer.

Son dos alimentos ideales, pues contienen concentraciones muy elevadas de antioxidantes fenólicos. Al parecer, las aceitunas negras son más ricas en antioxidantes que las verdes, sobre todo si no han sido sometidas al método español de conservación en salmuera. De modo similar, el aceite de oliva debería ser, preferiblemente, aceite extra virgen de presión en frío, un producto que contiene concentraciones mucho más altas de componentes bioactivos que el aceite refinado.

■ **Utilización:** El consumo recomendado está entre ½ y 1 cucharada de aceite al día, empleada en la preparación de alimentos (pescado, tofu, carne, verdura), como aderezo de ensaladas o como acompañamiento de pasta, arroz o quinoa.

■ **Grasas y antioxidantes:** Los investigadores observaron que un factor determinante en la etiología de algunos cánceres no es solo la cantidad de grasas consumidas, sino también su tipo. Un estudio dirigido por el doctor Robert Owen, del Centro alemán para la Investigación sobre el

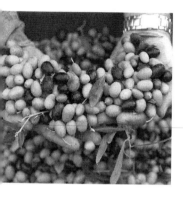

Cáncer, en Heidelberg, ha demostrado que las aceitunas contienen gran abundancia de antioxidantes como los acteósidos, el hidroxitirosol, el tirosol y los ácidos fenilpropiónicos. El efecto directo de estas moléculas consiste en limitar el desarrollo inicial del cáncer.

Además, el aceite de oliva, especialmente si es virgen extra (obtenido de forma mecánica, en frío y de primera presión: el primer jugo de la aceituna), contiene secoiridoides y lignanos, dos elementos conocidos por sus propiedades antioxidantes que se han relacionado con un desarrollo del cáncer más lento.

Como todas estas sustancias químicas son liposolubles, los tejidos grasos las absorben, lo que da como resultado un conocido efecto de protección frente al cáncer de mama, de colon y de útero.

En el Institut Català d'Oncologia, otro grupo de investigadores analizó los efectos en determinados genes de los agentes químicos presentes en el aceite de oliva. Estos investigadores demostraron que los polifenoles y el ácido oleico son capaces de inhibir la expresión del gen HER2, que se ha relacionado con casi un quinto de los cánceres de mama. Sin embargo, los investigadores recalcan que, para obtener este resultado, tendríamos que ingerir aceite de oliva en cantidades difíciles de conseguir mediante un consumo normal. En resumen, lo más recomendable es que el aceite de oliva forme parte de la alimentación diaria, debido a que su consumo constante a lo largo de meses y años puede producir un pequeño efecto diario en estos genes. En sinergia con el resto de los alimentos propios de la dieta mediterránea, el aceite de oliva puede contribuir a ralentizar el avance del cáncer.

Un fitoestrógeno: las isoflavonas de la soja

También la soja contiene potentes moléculas fitoquímicas que contrarrestan los mecanismos básicos para la supervivencia y propagación del cáncer, porque bloquea hormonas peligrosas. Se trata de las isoflavonas de la soja, en especial: genisteína, daidzeína y gliciteína. Se denominan «fitoestrógenos» porque estas moléculas son muy similares a los estrógenos femeninos. Se sabe que la abundancia de estrógenos, naturales y químicos, en las mujeres occidentales es una de las principales causas de la epidemia del cáncer de mama; de ahí que la terapia de sustitución hormonal solo se recete con mucha precaución a mujeres posmenopáusicas, ya que se asocia con un incremento del riesgo de padecer cáncer de mama.

■ **Los fitoestrógenos** de la soja son, en una parte muy pequeña, más activos desde el punto de vista biológico que los estrógenos naturales de la mujer. Su presencia en la sangre reduce sustancialmente la excesiva estimulación del organismo por efecto de los estrógenos y, como consecuencia, puede frenar el crecimiento de tumores estrógeno-dependientes.

Sin embargo, la acción protectora de la soja frente al cáncer de mama solo se ha demostrado formalmente en mujeres que llevaban tomándola desde la adolescencia, y no está demostrado su efecto protector contra el cáncer cuando el consumo se inició en la edad adulta.

Dado que una de las isoflavonas de la soja, la genisteína, se parece mucho a las hormonas masculinas que estimulan el crecimiento del cáncer de próstata, se halla presente un mecanismo protector parecido en el caso de hombres que ingieren soja habitualmente.

Es más, al igual que el EGCG en el té verde, las isoflavonas de la soja también bloquean la angiogénesis; por tanto, desempeñan un papel notable en la lucha contra toda una serie de cánceres, no solo de mama y de próstata. De ahí que la soja, en sus diferentes versiones (tofu, tempeh, miso, edamame, etc.), reúna todas las condiciones para formar parte de una alimentación anticáncer.

■ **La soja y el cáncer de mama:** A algunas pacientes con cáncer de mama se les ha aconsejado que no tomen productos elaborados con soja. En realidad, el consenso en la literatura científica sobre el tema indica que la soja no tiene ningún efecto peligroso sobre el cáncer de mama (al margen de ciertos experimentos realizados con suplementos alimenticios que contenían dosis elevadas, lo cual no es recomendable).

Parece ser que la soja tomada regularmente (todos los días) puede reducir los efectos perniciosos de los xeno-estrógenos, sobre todo cuando forma parte de una dieta rica en ingredientes anticáncer (té verde, verduras crucíferas, etc.) y de las cantidades normales de comida (evitar los suplementos de isoflavonas).

A la espera de más datos científicos concretos, la Agencia Francesa de Seguridad Alimentaria (AFSSA) recomienda que las mujeres que hayan tenido cáncer de mama restrinjan el consumo de soja a cantidades moderadas (como máximo, un yogur de soja al día o un vaso de «leche de soja»). Por otra parte, se ha sospechado que los extractos concentrados de isoflavonas que se venden como complementos alimenticios, consumidos durante la menopausia, promueven el crecimiento de los tumores y deberían evitarse.

■ **Utilización:** En el desayuno, sustituir los productos lácteos convencionales por leche de soja o yogures de soja. Se puede tomar la semilla de soja (cocida como si fuese guisante seco) o bien brotes de soja germinados. También en forma de tofu, tempeh o miso. El tofu se puede tomar crudo o cocido, y adquiere el sabor de los otros ingredientes con los que se cocine (cebolla, ajo, curry, etc.) o de las salsas en las que se guise, ya sea en un wok o en una sartén. También puede añadirse a la sopa y es una excelente fuente de proteínas completas, por lo que puede utilizarse para sustituir la carne.

■ **Advertencia.** Se sospecha que la genisteína de la soja puede interferir en un tratamiento con Taxol (quimioterapia). A la espera de la confirmación de dicha interacción a partir de estudios con personas, se recomienda no consumir alimentos a base de soja en este caso, es decir, interrumpir su consumo unos días antes del tratamiento y reanudarlo varios días después.

Cúrcuma y curry

La cúrcuma (el polvo amarillo que constituye uno de los ingredientes del curry amarillo) es, además de una especia culinaria, el antiinflamatorio natural más potente identificado a fecha de hoy.

Ayuda a estimular la apoptosis de las células cancerosas y a inhibir la angiogénesis, y en el laboratorio se ha comprobado que potencia la efectividad de la quimioterapia y reduce el crecimiento del tumor.

Para que el organismo la asimile, debe mezclarse con pimienta negra (no simplemente con pimientos) y lo más idóneo es disolverla en aceite (de oliva o linaza preferiblemente). Las mezclas de curry que se venden en los comercios contienen únicamente un 20% de cúrcuma en total, por eso es mejor obtener el polvo de cúrcuma directamente.

Curcumina, un potente antiinflamatorio

En la India se consume una media de 1,5 y 2 gramos de cúrcuma al día (entre un cuarto y media cucharadita). La raíz de la cúrcuma da un polvo amarillo que constituye la principal especia del curry amarillo. Además, es uno de los ingredientes más comunes de la medicina ayurvédica porque, como decimos, ningún otro alimento posee semejante efecto antiinflamatorio. La principal molécula responsable de dicho efecto es la curcumina.

Su eficacia antitumoral

Se ha comprobado en el laboratorio que la curcumina inhibe el crecimiento de un gran número de tumores, entre ellos, los de colon, próstata, pulmón, hígado, estómago, mama, ovarios y leucemia.

También actúa en la angiogénesis y fuerza a las células cancerosas a morir (a través de un proceso de suicidio celular conocido como «apoptosis»). En ratones, la curcumina impide el crecimiento de diversos tipos de tumores causados por las sustancias químicas cancerígenas, y la cúrcuma inhibe el crecimiento de tumores humanos cuando se implantan en esos mismos animales.

No es de extrañar que, a la misma edad, los indios tengan ocho veces menos cáncer de pulmón que los occidentales, nueve veces menos cáncer de colon, cinco veces menos cáncer de mama, diez veces menos cáncer de riñón y cincuenta veces menos que nuestra tasa de cáncer de próstata. Y todo ello cuando, además, están muy expuestos a numerosas sustancias químicas cancerígenas presentes en su medio ambiente, a menudo a mayor escala que en Occidente.

La experiencia de un investigador

El profesor Bharat Bhushan Aggarwal del M.D. Anderson Cancer Center de Houston está considerado un brillante iconoclasta. Es uno de los investigadores sobre el cáncer más citados del mundo y uno de los jefes del laboratorio dedicado a trabajar con terapias experimentales

contra el cáncer. Igual que Béliveau en Montreal, su preeminencia en Bioquímica y en Farmacología no le ha impedido mantener el espíritu abierto a cualquier cosa que pudiera ayudar a combatir el cáncer.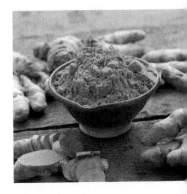

En sus tiempos de juventud, en Batala (Punjab), la medicina ayurvédica, de plantas medicinales, era «la única medicina que teníamos», dice el propio Bharat Aggarwal. Y nunca ha olvidado lo eficaz que era.

Después de doctorarse por la Universidad de California en Berkeley, fue uno de los primeros biólogos contratado por Genentech, la célebre empresa de ingeniería genética, interesada en encontrar nuevos tratamientos moleculares para el cáncer. Trabajando en Genentech en los años ochenta, Aggarwal descubrió el papel de los factores inflamatorios en el desarrollo de los tumores, mediante la activación del famoso NF-kappaB. Tiempo después escribió que controlar los peligrosos efectos del NF-kappaB en el cáncer es una cuestión de vida o muerte. Desde entonces,

95

no ha parado de buscar los medios para contrarrestar los mecanismos cancerígenos que él mismo descubrió.

Alimento-medicamento desde hace miles de años

La cúrcuma lleva más de dos mil años mencionándose en textos médicos de la India, China, Tíbet y Oriente Medio. Aggarwal recordaba que su polvo amarillo era un ingrediente siempre presente en la cocina de su madre, en la India. Como investigador, se le ocurrió que tal vez el poder de la cúrcuma para reducir la inflamación con pocos o ningún efecto podría resultar útil a la hora de controlar el crecimiento de los tumores. Decidió analizar aquel antiguo polvo amarillo con la misma curiosidad científica y rigor con que había aprendido a observar cualquier nueva molécula producida por la industria farmacéutica.

Lo primero que demostró fue que la curcumina es muy activa contra el cáncer en cultivos de células y después, en 2005, que era capaz de actuar contra los tumores del cáncer de mama injertados en ratones; tumores que ya no respondían a la quimioterapia con «Taxol», uno de los poquísimos medicamentos efectivos contra el cáncer metastásico de mama (funciona en menos del 50% de los casos).

La administración a estos ratones de dosis de cúrcuma como las empleadas en cocina redujo de manera impresionante el avance de la metástasis. Todavía podían encontrarse microtumores en los pulmones, pero en la mayoría de los casos ya no podían crecer y no representaban una amenaza significativa.

Oncólogos más «serios»

Para los especialistas del muy ortodoxo MD Anderson Cancer Center, estos experimentos inverosímiles basados en remedios de la tradición popular no merecían demasiada atención. Cuando Aggarwal, entusiasmado con sus hallazgos, acudió a ellos para mostrarles sus resultados, enseguida sufrió una desilusión. En cuanto mencionó que había estado estudiando una medicina tradicional ayurvédica de la India, vio cómo dejaban de prestarle atención.

Los tres primeros con quienes intentó compartir sus resultados le despacharon educadamente, sin darle tiempo siquiera a presentarles sus datos sobre los profundos efectos de la cúrcuma en la biología celular del cáncer. Entonces cambió de táctica: entró en el despacho del director de investigación clínica de la MD Anderson y anunció: «He estado estudiando un nuevo compuesto farmacéutico que tiene unas propiedades que no había visto nunca». Eso sí llamó la atención del doctor. Entonces, procedió a mostrarle la batería de tests de laboratorio que había llevado a cabo con este nuevo compuesto, así como la amplia variedad de efectos anticáncer que había observado.

La curcumina a examen

Su colega exclamó, entusiasmado de verdad: «¡Hay que organizar inmediatamente una prueba clínica con este fármaco!». Sin embargo, al enterarse de que el «fármaco» no era otra cosa que un remedio tradicional procedente de la India, perdió rápidamente el interés por el asunto. Hasta que se produjo un inesperado giro de los acontecimientos.

John Mendelsohn, presidente del centro y uno de los oncólogos más influyentes de Estados Unidos, coincidió con Aggarwal unos meses después en una conferencia y se quedó a escuchar su ponencia. Nada más terminar, asombradísimo, se acercó y le dijo: «No tenía ni idea de que sus resultados fuesen tan científicos». A su regreso a Houston, Mendelsohn decidió organizar varias pruebas clínicas con la curcumina.

La primera prueba tuvo que ver con uno de los cánceres de la sangre más frecuentes (el mieloma múltiple); la segunda, con el cáncer de páncreas (uno de los más difíciles de tratar); la tercera consistió en investigar su potencial en la prevención del cáncer de pulmón con individuos de alto riesgo, y la cuarta tuvo que ver con un protocolo para hacer que el cáncer de colon responda mejor al tratamiento con radioterapia.

En 2008, unos años después de las primeras publicaciones de Aggarwal, el *Journal of the National Cancer Institute* publicó un editorial titulado «El compuesto del curry combate el cáncer clínicamente» («Curry compound fights cancer in the clinic). El texto destacaba la introducción de la cúrcuma en la investigación sobre el cáncer y anunciaba que, en esos momentos, ya estaban llevándose a cabo más de veinte ensayos clínicos.

Siempre con pimienta

La cúrcuma ilustra magníficamente el beneficio que aportan las grandes tradiciones culinarias, comparadas con el consumo de las sustancias aisladas. Cuando en Taiwán los investigadores probaron a tratar tumores cancerígenos con cúrcuma suministrada en cápsulas, descubrieron que el sistema digestivo apenas la absorbía. De hecho, cuando no se mezcla con pimienta o con jengibre, que es como se usa siempre en el curry, la cúrcuma no atraviesa la barrera intestinal. La pimienta multiplica por dos mil la absorción de la cúrcuma por parte del organismo. Como vemos, la sabiduría india va muy por delante de la ciencia moderna en el descubrimiento de las afinidades naturales entre los alimentos.

Una buena combinación

Hoy día se sabe que la cúrcuma es un potente antagonista del NF-kappaB y más de dos siglos de su uso habitual en la cocina india demuestran que es totalmente inocua. La cúrcuma se puede tomar también con derivados de la soja, para sustituir las proteínas animales y surtirse de genisteína, que elimina toxinas y ayuda a detener la angiogénesis. Si a esto le añadimos una taza de té verde, tenemos un poderoso cóctel sin el menor efecto secundario, que mantendrá a raya tres de los principales mecanismos de crecimiento del cáncer.

■ **Utilización.** Mezclar ¼ de cucharada sopera de cúrcuma en polvo con ½ cucharada sopera de aceite y una generosa pizca de pimienta negra. Aderezar con esta mezcla verduras, sopas y ensaladas. El sabor ligeramente amargo puede eliminarse con unas cuantas gotas de sirope de ágave.

Jengibre

La raíz de jengibre actúa también como potente antiinflamatorio y antioxidante, más eficaz que la vitamina E, por ejemplo. Actúa contra determinadas células cancerosas y ayuda a reducir la creación de nuevos vasos sanguíneos. Una infusión de jengibre también sirve para aliviar las náuseas provocadas por la quimioterapia y la radioterapia.

■ **Utilización.** Aderezar con ralladura de jengibre unas verduras variadas mientras se hacen en el wok o en la sartén. O bien marinar fruta en zumo de lima mezclado con jengibre rallado.

Se puede añadir un toque de sirope de ágave (etiqueta negra, de absorción lenta) para quienes lo prefieran más dulce. En infusión, cortar un trocito de jengibre en rodajas finas y dejar en agua hirviendo entre diez y quince minutos; se puede beber frío o caliente.

Verduras crucíferas.
El sulforafano de las coles y el brécol

La col y sus variedades (coles de Bruselas, bok choy, repollo chino, coliflor, brécol, etc.) contienen sulforafano e indo-3-carbinoles (I3C), dos poderosas moléculas anticáncer capaces de eliminar ciertas sustancias cancerígenas. Impiden que las células precancerosas se conviertan en tumores malignos, promueven el suicidio de las células cancerosas y bloquean la angiogénesis.

En 2009, en el Centro de Investigación del Cáncer de la Universidad de Pittsburgh, el biólogo Shivendra Singh y su equipo estudiaron el impacto del sulforafano (un antioxidante presente en las verduras crucíferas) en el cáncer de próstata en ratones. Hicieron dos descubrimientos radicalmente novedosos. En primer lugar, el consumo de sulforafano tres veces a la semana incrementa notablemente la acción de las células NK contra los tumores (más del 50%). En segundo lugar, se demostró que las ratas portadoras de tumores que consumían sulforafano presentaban la mitad de riesgo de desarrollar metástasis que las que no lo hacían.

En cantidad concentrada

El equipo del doctor Singh utilizó un extracto concentrado de sulforafano, equivalente a un consumo de brécol que sería imposible de conseguir con una alimentación normal: veinte cuencos de brécol tres veces por semana. Sin embargo, sabemos que un componente nutricional es menos potente aislado que cuando se consume el alimento entero, y también sabemos que los efectos anticáncer de los alimentos se multiplican cuando se toman combinados. Por eso, se considera que incluso tomado el brécol a niveles veinte veces menores que en el estudio de Pittsburgh, todavía posee un poderoso efecto estimulador del sistema inmunitario y antimetástasis al combinarse con otros alimentos anticáncer como el ajo, la cebolla, el tomate y el aceite de oliva. Una combinación de factores es muy superior al efecto de un solo elemento.

El consumo de cinco raciones o más a la semana de estas verduras, en especial brécol y col, se ha asociado con una disminución a la mitad del riesgo de padecer cáncer de vejiga y mama. También se ha relacionado con un menor riesgo de padecer cáncer de próstata, pulmón, estómago, colon y recto.

Las crucíferas son ricas en glucosinolatos, unos poderosos fitoquímicos que se activan cuando se mastican o trituran, y que son muy solubles en agua y sensibles al calor, de modo que, si cocemos los vegetales durante más de diez minutos, su contenido se reduce a la mitad.

Para que los compuestos anticáncer de las crucíferas se activen, hace falta que entre en acción una enzima llamada «mirosinasa», lo cual ocurre cuando las crucíferas se mastican o machacan.

■ **Utilización.** Debemos comerlas crudas o cocinadas lo mínimo posible, ya sea estofadas, escaldadas o al vapor (siendo esta última la mejor técnica de cocción). La cantidad de glucosinolatos y mirosinasa es muy alta cuando se cocinan al vapor durante menos de cinco minutos.

Si se desea cocinarlas a más temperatura o durante más tiempo, conviene acompañarlas de alimentos ricos en mirosinasa para que los glucosinolatos puedan aprovecharse al máximo: coles de Bruselas, rúcula, mostaza o rábanos son ricos en esta enzima. Hay que evitar que la col y el brécol hiervan, pues la ebullición puede destruir el sulforafano

Otra buena opción es freírlas a la plancha, dándoles la vuelta rápidamente, en un wok con un poco de aceite de oliva.

Verduras y frutas ricas en carotenoides

Las zanahorias, el ñame, la batata, el calabacín amarillo, la calabaza, ciertas variedades del calabacín naranja (conocido también como "hokkaido"), el tomate, el caqui, los albaricoques, la remolacha y todas las frutas de color brillante (naranja, rojo, amarillo, verde) contienen vitamina A y licopeno, que inhiben el crecimiento de gran variedad de células cancerosas, algunas especialmente agresivas, como las de los gliomas cerebrales.

La luteína, el licopeno, el fitoeno y la cantaxantina estimulan el crecimiento de las células inmunitarias e incrementan su capacidad de atacar a las células de los tumores. También hacen más agresivas a las células NK (un tipo de linfocito llamado "Natural Killer" en inglés, es decir, "célula asesina").

Un estudio que siguió, durante seis años, la evolución de unas pacientes de cáncer de mama demostró que las que consumieron más alimentos ricos en carotenoides vivieron más tiempo que las que consumieron menos.

El tomate y la salsa de tomate

Se ha concluido que el licopeno del tomate tiene que ver con una mayor supervivencia en pacientes de cáncer de próstata (los varones del estudio consumían salsa de tomate, como mínimo, en dos comidas a la semana). Además, el tomate contiene toda una serie de nutrientes anticáncer cuya acción combinada es más eficaz que la del licopeno por sí solo.

Atención: Para que se libere el licopeno, el tomate debe estar cocido, y el aceite de oliva mejora su asimilación.

■ **Utilización.** Es preferible la salsa de tomate enlatada que se ha elaborado con aceite de oliva y no lleva azúcar añadido, o bien hacerla en casa del siguiente modo:

en una sartén con un poco de aceite de oliva, cocer los tomates a fuego lento; añadir cebolla, ajo, tofu o huevos omega-3, comino, cúrcuma, pimienta, y aliñar.

Si utilizamos salsa de tomate en lata, hay que evitar las marcas que lleven recubrimiento plástico en el interior de la lata, pues constituye una fuente de bisfenol A. O, para estar seguros, escoger una marca que se comercialice en frasco de cristal.

Ajo, cebolla, puerro...

El ajo es una de las plantas medicinales utilizadas hace más tiempo: se han encontrado prescripciones médicas de ajo en tablillas sumerias del año 3000 a.C. Louis Pasteur observó, en 1858, sus propiedades antibacterianas y durante la Primera Guerra Mundial se impregnó con él los vendajes de los heridos, con el fin de evitar infecciones.

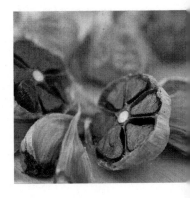

También lo usaron los soldados rusos durante la Segunda Guerra Mundial; cuando sufrían escasez de antibióticos, recurrían tanto al ajo que se le acabó llamando «la penicilina rusa».

Los compuestos de azufre de esta familia (las Liliáceas) reducen los efectos cancerígenos de las nitrosaminas y de los compuestos n-nitroso, que se generan en la carne churruscada y durante la combustión del tabaco. Promueven la apoptosis (muerte de las células) en el cáncer de colon, mama, pulmón y próstata, así como en la leucemia.

En otras palabras, el ajo, la cebolla, la cebolleta y el puerro son especialmente útiles para prevenir el cáncer causado por las nitrosaminas, unos compuestos cancerígenos que se forman en el aparato digestivo a partir de los nitritos y nitratos usados como fertilizantes de la tierra y conservantes de la carne, y por tanto, presentes en los vegetales, sobre todo en los de hoja verde, en los embutidos, en el bacón y en el jamón.

Los estudios epidemiológicos apuntan a una reducción del cáncer de riñón y de próstata en aquellos pacientes que más ajo consumen. Además, todas las verduras de esta familia, incluidas chalotas, cebolletas, etc., ayudan a regular los niveles de azúcar en la sangre, lo que a su vez reduce la secreción de insulina y de IGF y, por ende, el crecimiento de las células cancerosas.

Las principales moléculas anticáncer del ajo son los compuestos azufrados como la aliína, la alicina, la alixina, la S-alil-cisteína, el dialil sulfuro y el dialil disulfuro, moléculas responsables de su intenso sabor y olor.

Cuando se machaca y aplasta un diente de ajo, las células del bulbo se rompen y se libera una enzima llamada "aliinasa", la cual entra en contacto con la aliína y la transforma en alicina, la verdadera molécula anticáncer. Si recurrimos a un suplemento de ajo, este contendrá mucha aliína, pero poca alicina, por lo que es más recomendable tomar ajo crudo en abundancia que un suplemento a base de ajo.

■ **Utilización.** Para aprovechar al máximo las propiedades del ajo, aplástalo con la parte plana del cuchillo y deja actuar a la aliinasa durante diez minutos. O bien, puedes picar ajo y cebolla, sofreírlos en un poco de aceite de oliva y aderezar con el sofrito unas verduras cocidas al vapor o a la plancha, combinándolo todo con curry o cúrcuma. También se pueden tomar crudos, o en ensaladas o en un bocadillo de pan de multicereales untado de mantequilla «ecológica» o aceite de oliva.

El ajo libera sus activas moléculas cuando se machaca el diente de ajo, y se asimilan mucho más fácilmente si se disuelve en un poco de aceite.

Las setas asiáticas y el sistema inmunitario

En Japón las setas shiitake, maitake, enokitake y kawaratake son alimentos de primera necesidad, y hoy día pueden encontrarse incluso en los hospitales, donde se suministran a los pacientes durante el tratamiento de quimioterapia.

Estas setas contienen una molécula llamada "lentinano", que combinada con otros polisacáridos que también contienen en gran cantidad, estimula directamente el sistema inmunitario. Así, la tasa de cáncer de estómago es hasta un 50% más baja entre los campesinos japoneses que consumen grandes cantidades de estas setas, que entre quienes no lo hacen.

Según algunos estudios de universidades japonesas, el número de células inmunes y su actividad aumentan considerablemente en pacientes a quienes se les suministran extractos de setas, y la actividad de estas células aumenta incluso dentro del propio tumor.

Los investigadores de la Universidad de Kyushu, en Japón, han demostrado que los pacientes de cáncer de colon viven más tiempo si se les suministran estas setas durante o después de la quimioterapia. Probablemente se deba a que la activación de su sistema inmune frena el crecimiento del tumor.

En el laboratorio de Béliveau se analizaron diferentes setas para comprobar qué beneficios pueden aportar en la lucha contra las células del cáncer de mama. Las setas asiáticas no son las únicas que poseen efectos beneficiosos. Así, las gírgolas (setas de cardo o setas de ostra, es decir, *Pleurotus eryngii* y *Pleurotus ostreatus*) pueden detener casi

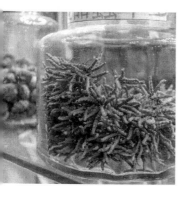

totalmente el crecimiento del cáncer en cultivos de células.

Las setas shiitake son especialmente ricas en lentinano, pero al igual que las maitake, enoki, cremini, portobello y gírgolas, contienen todas ellas polisacáridos y lentinano, que estimulan la reproducción y la actividad de las células inmunes. Estas setas suelen emplearse en Japón como complemento de la quimioterapia para ayudar al sistema inmune (la maitake y la *Coriolus versicolor* son las que, probablemente, tienen un efecto más marcado en el sistema inmunitario). En condiciones de laboratorio se ha demostrado que las setas *pleurotus* se cuentan entre las más eficaces contra las células del cáncer de mama. En un estudio de 2009, unos investigadores australianos demostraron que las mujeres chinas que consumían 10 gramos de setas al día reducían su riesgo de desarrollar cáncer de mama en un 64%. Si, además, tomaban té verde (1 gramo de hojas en infusión al día, que es una medida más precisa que el número de tazas), su riesgo se reducía en un impresionante 89%.

■ **Utilización.** Los amantes de las setas conocen bien su versatilidad: podemos tomarlas en sopas, con verduras o con caldo de ave, a la parrilla o a la plancha en un wok con otras verduras e, incluso, añadidas a la ensalada, que podemos convertir entonces en un plato combinado.

Los frutos rojos: moras, frambuesas, fresas, arándanos...

En la lucha contra el cáncer la industria farmacéutica también está siguiendo activamente la pista de los medicamentos que pueden combatir la angiogénesis.

Richard Béliveau lleva, desde mediados de los años noventa, trabajando en los medicamentos antiangiogénicos que la industria le ha pedido que analice en su laboratorio. Su labor consiste en criar in vitro células de vasos sanguíneos sometidas a aceleradores del crecimiento similares a los que fabrican los tumores cancerosos. Con ayuda de una micropipeta, les aplica una diminuta dosis de la medicación que está analizando para medir su capacidad de impedir la formación de nuevos vasos sanguíneos. Unos días después, se pueden detectar unos sutiles efectos.

Béliveau recuerda mañanas en que llegaba al laboratorio impaciente por saber si una nueva molécula había pasado la prueba. Cada vez que observaba un efecto prometedor, le daba una subida de adrenalina y cogía el teléfono para anunciarle a la empresa farmacéutica: «¡Hemos conseguido una!».

Un proceso lento

Esos prometedores resultados espoleaban a la empresa correspondiente a invertir aún más fondos en el trabajo del doctor Béliveau, que se encontraba de repente dirigiendo un programa de investigación a gran escala. Pero siempre había algo que ensombrecía esta escena tan halagüeña, pues en esta clase de investigaciones el 95% de las prometedoras moléculas sintéticas acababan en nada cuando se analizaban en animales y, a continuación, en personas. Aun siendo efectivas contra las células cancerosas en un tubo de ensayo, suelen resultar demasiado tóxicas para ser recetadas, pero la atmósfera que se respira en el laboratorio de medicina molecular del Hospital St. Justine ha cambiado.

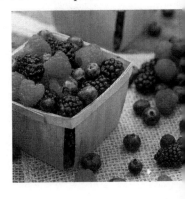

El ácido elágico del extracto de frambuesa

En lugar de evaluar una nueva molécula química, Béliveau decidió examinar el potencial antiangiogénesis de un extracto de frambuesa. El ácido elágico es un polifenol presente en grandes cantidades tanto en las frambuesas como en las fresas (así como en avellanas y nueces) y, en dosis equivalentes a una porción alimenticia normal de frambuesas o fresas, está demostrado que es capaz de ralentizar significativamente el crecimiento del tumor en ratones expuestos a agresivas sustancias cancerígenas.

Analizándolo con el mismo rigor que aplica a cualquier medicamento, Béliveau descubrió que el ácido elágico de las frambuesas resulta tan efectivo como los medicamentos conocidos por frenar el crecimiento de los vasos sanguíneos. De hecho, demostró que actúa contra los dos mecanismos más comunes de estimulación de los vasos sanguíneos (VEGF y PGEF).

Richard Béliveau era consciente de la importancia de este descubrimiento y, si se hubiese tratado de una molécula farmacéutica, le habrían llovido las becas de investigación. Y más aún cuando no se corría el riesgo de descubrir que la prometedora molécula era demasiado tóxica para administrarla al ser humano (al fin y al cabo, los homínidos ingieren frambuesas desde la Prehistoria). Al no caber la posibilidad de patentar la frambuesa, no había nadie con quien compartir el entusiasmo del hallazgo, ni beca de investigación que ganar.

Los frutos pequeños como la fresa o la frambuesa (o la nuez, la avellana y la pacana) son aún más prometedores. A diferencia de los medicamentos antiangiogénicos clásicos, su acción no se limita a este único mecanismo. El ácido elágico elimina también las toxinas de las células, pues bloquea la transformación de las sustancias cancerígenas del medio ambiente en sustancias tóxicas y estimula la eliminación de toxinas. Unas toxinas que son peligrosas porque interactúan con el ADN y provocan mutaciones genéticas potencialmente letales; de ahí que podamos considerar el ácido elágico algo así como una "supermolécula" que actúa en diversos frentes y sin ningún efecto secundario.

Proantocianidinas

Otro alimento anticáncer natural es la cereza, que contiene ácido glucárico, una sustancia capaz de desintoxicar el organismo facilitando la eliminación de los xenoestrógenos procedentes de las sustancias químicas del medio ambiente.

Los arándanos, por su parte, contienen antocianidinas y proantocianidinas, unas moléculas capaces de forzar el suicidio de las células cancerosas. Se ha observado en el laboratorio que estas moléculas actúan sobre varias líneas cancerosas y resultan particularmente efectivas contra el cáncer de colon. Otras fuentes ricas en proantocianidinas son el arándano rojo, la canela y el chocolate negro puro, sin leche ni azúcar (en caso de contenerlos, el alcaloide teobromina del cacao se convierte en un problema para la salud).

¿También las ciruelas?

A las frutas rojas les han salido algunos competidores últimamente: los melocotones, las ciruelas y las nectarinas (conocidas generalmente como "frutas de hueso grande"), cuyas virtudes anticáncer eran desconocidas hasta ahora. Según un grupo de investigadores de Texas, que analizaron más de un centenar de variedades de estas frutas, son al menos tan ricas en elementos anticáncer como las bayas, en especial las ciruelas.

En estos momentos de recesión económica, está bien saber que una sola ciruela contiene tantos antioxidantes como un puñado de bayas, y costando bastante menos. En pruebas de laboratorio las frutas de hueso grande han demostrado, además, su eficacia contra las células del cáncer de mama y contra el colesterol.

Chocolate negro

El chocolate negro, con más de un 70% de cacao, contiene gran cantidad de antioxidantes, proantocianidinas y muchos polifenoles (una onza de chocolate contiene el doble que un vaso de vino tinto, y casi tantos como una taza de té verde preparado adecuadamente). Estas moléculas frenan el crecimiento de las células cancerosas y limitan la angiogénesis.

El consumo de 20 gramos de chocolate negro al día (1/5 de una tableta) representa una cantidad aceptable de calorías. La satisfacción que proporciona suele ser mayor que la de un dulce o un postre, y corta el hambre más eficazmente. Su índice glucémico (la capacidad de elevar el nivel de azúcar en la sangre y provocar dañinos picos de insulina e IGF) es relativamente moderado y, en todo caso, inferior al del pan blanco.

■ **Utilización.** Tomar unas onzas de chocolate negro en lugar de un postre al final de la comida (acompañadas de un té verde), o bien fundir chocolate negro al baño María y verterlo sobre unas peras o cualquier otra combinación de frutas. También resulta delicioso con ralladura de jengibre o de piel de mandarina biológica.

Importante: Conviene eliminar la leche con cacao y el chocolate con leche, pues mezclar chocolate con productos lácteos anula los efectos beneficiosos de las moléculas del cacao.

Algunas medicinas actúan de forma similar a las especies y hierbas aromáticas

En 2001 las autoridades sanitarias estadounidenses aprobaron en tiempo récord un nuevo medicamento anticáncer: el Glívec. Se trata de una medicación eficaz en el tratamiento tanto de la leucemia común como de un cáncer intestinal muy poco frecuente y mortal.

En una apasionada entrevista, el doctor Larry Norton, una autoridad en Oncología, aseguraba que «los efectos del Glívec son un milagro». Para los oncólogos, este medicamento representa el comienzo de un enfoque totalmente novedoso en el tratamiento del cáncer: en lugar de tratar de envenenar las células cancerosas (como hace la quimioterapia), el Glívec bloquea los mecanismos celulares que permiten que el cáncer siga creciendo. Actúa en uno de los genes que estimulan el crecimiento del cáncer y, en estos momentos, se le considera otra función importante: bloquear uno de los resortes que estimulan la creación de nuevos vasos sanguíneos (el receptor PDGF). Así que, administrado diariamente, el Glívec puede «contener» el crecimiento del cáncer, que deja así de ser peligroso. Como dice Judah Folkman, el descubridor de la angiogénesis: «Hemos alcanzado la fase de "cáncer sin enfermedad"». Sin embargo, muchas especies y hierbas aromáticas vienen haciendo lo mismo desde hace miles de años.

Terpenos

Hay especies y hierbas aromáticas que, como decimos, actúan de modo similar; por ejemplo, las de la familia de las Labiadas: la hierbabuena, el tomillo, la mejorana, el orégano, la albahaca y el romero. Todas ellas son ricas en ácidos grasos de la familia de los terpenos, que son los que las hacen tan aromáticas. Se ha comprobado que los terpenos actúan sobre una gran variedad de tumores, ya que reducen la expansión de las células cancerosas o bien provocan su muerte.

Uno de estos terpenos, el carnosol del romero, afecta la capacidad de las células cancerosas de invadir los tejidos cercanos. Y cuando es incapaz de extenderse, el cáncer pierde su malignidad. Es más, en Estados Unidos, los investigadores del National Cancer Institute han demostrado que el extracto de romero ayuda a que la quimioterapia penetre en las células cancerosas. En cultivos de tejidos, reduce la resistencia de las células del cáncer de mama a la quimioterapia.

Apigenina

En los experimentos de Richard Bélievau, la apigenina (abundante en el perejil y el apio) ha demostrado tener un potente efecto inhibidor de la creación de vasos sanguíneos, necesarios para el desarrollo del tumor, en un grado similar al del Glívec. Este efecto se produce incluso con concentraciones muy pequeñas, parecidas a las observadas en la sangre después de haber tomado perejil en la comida. Como decimos, junto a la fragancia los terpenos promueven la apoptosis de las células cancerosas y reducen su expansión al bloquear las enzimas que necesitan.

Algas

Muchas variedades de algas de mar, aunque también algunas de lago y río, que se consumen habitualmente en Asia contienen moléculas que frenan el crecimiento del cáncer, sobre todo el de mama, próstata, piel y colon.

Las algas son la primera especie viva capaz de convertir la energía solar en sustancias necesarias para el funcionamiento de sus células mediante la fotosíntesis y, así, liberan grandes cantidades de oxígeno a la atmósfera.

Existen más de diez mil especies de algas en nuestras costas y son un alimento ideal para la salud, al ser ricas en minerales esenciales (yodo, potasio, hierro, calcio), vitaminas, fibra, proteínas y aminoácidos esenciales.

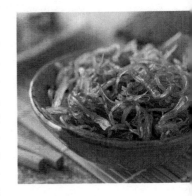

Las algas marrones alargan el ciclo menstrual gracias a su efecto antiestrógeno. La fucoidina, presente en las algas kombu y wakame, ayuda a provocar la muerte celular por apoptosis y estimula las células inmunes (como las NK, entre otras). La fucoxantina, por su parte, confiere la tonalidad marrón a determinadas variedades de algas. Se trata de un carotenoide de la misma familia que el licopeno de los tomates y es aún más efectivo que este en su capacidad para inhibir el crecimiento de las células del cáncer de próstata. En resumen, las algas poseen grandes propiedades:

■ **Son antioxidantes:** Las algas han desarrollado fuertes sistemas antioxidantes en respuesta a las condiciones altamente oxidativas que las rodean. Como organismos fotosintéticos, las algas marinas están expuestas a una combinación de luz y altas concentraciones de oxígeno que permite la formación de radicales libres y otros fuertes agentes oxidantes. Por esta razón desarrollan, para defenderse, potentes mecanismos antioxidantes que permiten eliminar a los radicales libres de forma eficaz.

■ **Son antiproliferativas, antiinflamatorias, antiangiogénicas y antiagregantes,** gracias a su alto contenido en fucoidanos y fucoxantina.

■ **Inducen la apoptosis tumoral.**

■ **Regulan la glucemia,** por lo que resultan ideales para los diabéticos.

■ **Son reguladoras hormonales:** Ayudan a regular el sistema hormonal de estrógenos y fitoestrógenos, contribuyendo así a disminuir la aparición de tumores hormonodependientes.

■ Las algas **ayudan a eliminar metales pesados y radiactividad** acumulados en el organismo.

Las principales algas comestibles son: nori, kombu, wakame, arame y dulse. La nori es una de las especies vegetales extremadamente raras que contienen ácidos grasos omega-3 en cadenas largas (las más eficaces contra la inflamación e indispensables para el adecuado funcionamiento de las neuronas).

■ **Utilización:** Al ser un alimento nuevo en nuestras cocinas, conviene aprender a cocinarlas y condimentarlas para que sus penetrantes sabores resulten apetitosos. Las algas pueden tomarse en sopas y ensaladas, o bien añadirse a platos con legumbres. El alga kombu es buena amiga de las legumbres, porque ayuda a reducir el tiempo de cocción y las hace más digeribles.

Los cítricos

La naranja, la mandarina, el limón y el pomelo contienen flavonoides antiinflamatorios, así como estimulan la desintoxicación de sustancias cancerígenas por parte del hígado. Se ha demostrado que los flavonoides de la piel de la mandarina (tangeritina y nobiletina) penetran en las células del cáncer cerebral, facilitan su muerte por apoptosis y reducen su capacidad de invadir tejidos cercanos.

Aunque se conocen los efectos coadyuvantes del limón, no se han descrito hasta ahora.

■ **Utilización.** Ante todo, es muy importante saber que, si se va a utilizar la piel, hay que utilizar mandarinas de cultivo ecológico (libres de pesticidas y ceras).

Se puede espolvorear ralladura de piel de cítricos en salsas para ensaladas o en los cereales del desayuno. Además, la monda se puede dejar en infusión junto al té o simplemente en agua caliente.

Aguacate, príncipe de las grasas sanas

El aguacate es un fruto muy rico en grasas saludables, sobre todo ácido oleico, lo que ayuda a elevar los niveles de colesterol HDL y prevenir las enfermedades cardiovasculares. El consumo periódico de aguacate también reduce la tensión arterial por su alto contenido en potasio y tiene efecto antiinflamatorio por la presencia de flavonoides y betacarotenos. Además, es una fruta rica en fibra, que ayuda a evitar el estreñimiento y a saciar el apetito, así como es rico en vitaminas, fósforo y magnesio. En cuanto al cáncer, puede ayudar a prevenir el de próstata gracias a su alto contenido en luteína.

Es una excelente alternativa a la mantequilla y la margarina. Resulta ideal para dar una textura cremosa a tus batidos y completarlos nutricionalmente. El guacamole, cuyo ingrediente principal es el aguacate, es un plato sencillo de preparar y mucho más saludable que cualquier paté.

El zumo de granada

El zumo de granada lleva empleándose miles de años en la medicina persa. Posee propiedades antiinflamatorias y antioxidantes, y la capacidad de reducir sustancialmente el desarrollo del cáncer de próstata (entre otros), incluso en sus variantes más agresivas. En seres humanos, el consumo diario de zumo de granada frena en más del 67% la extensión de un cáncer de próstata asentado.

■ **Utilización.** Un vaso (225 ml) de zumo de granada al día, con el desayuno.

Manzana roja

Las manzanas destacan por su capacidad antioxidante y antiinflamatoria, dos características muy útiles para luchar contra el cáncer. Su actividad antitumoral se debe a su riqueza en polifenoles: catequinas, proantocianidinas, ácido clorogénico y flavonoides tipo quercetina.

El mayor contenido de polifenoles se encuentra en la piel, por lo que es primordial consumir manzanas ecológicas y comerse la piel para aprovechar al máximo sus propiedades anticancerígenas. Además de ser rica en polifenoles, también lo es en fibra dietética.

Las manzanas rojas (Red Delicious) son las que poseen más sustancias anticancerígenas, seguidas de las fuji, jonagold y reineta. Lo ideal es tomar una o dos manzanas al día para prevenir el cáncer, especialmente el de colon, hígado, pulmón y mama. Puede consumirse en forma de fruta fresca o zumo, aprovechando la piel para aromatizar infusiones.

Papaya

La papaya (*Carica papaya*) es muy rica en nutrientes, de sabor muy delicado, blanda y jugosa. Cada vez se cultiva más en Europa, en concreto en España, y por eso la vamos a incluir en nuestra guía de alimentos anticáncer.

Es rica en antioxidantes y fitoquímicos como la ciproheptadina y el licopeno, lo que le confiere un importante papel en la prevención del cáncer, así como en vitamina C y carotenos, potentes antioxidantes que protegen a las

células frente al daño ocasionado por los radicales libres.
La vitamina C interviene en la formación de colágeno,
huesos, dientes y glóbulos rojos, y favorece la absorción
del hierro de los alimentos. Los ca-
rotenos, por su parte, se convierten
en vitamina A, que es esencial para
la visión, la piel, el cabello, las mu-
cosas, los huesos y el sistema inmu-
nológico.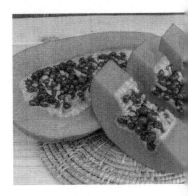
También contiene gran cantidad
de minerales, como potasio y magnesio, y es rica en fibra. El potasio
es necesario para la transmisión y
generación del impulso nervioso
y para la actividad muscular normal. La fibra regula el
tránsito intestinal y elimina tóxicos presentes en el intestino.

■ **Utilización.** Comer papaya tras las comidas fomenta
la digestión de los alimentos y ayuda a prevenir la hinchazón, los gases y la indigestión que producen algunos
de ellos. Es muy útil en personas con gastritis y quienes
tienen dificultades para tragar.

Por su alto contenido en vitamina C, es muy recomendable para personas con anemia ferropénica, pues aumenta
la absorción del hierro.

Puede tomarse como tentempié, o añadida en los porrid-
ges de cereales o en las ensaladas.

Otras frutas con propiedades anticáncer

Conviene añadir a nuestra alimentación estas frutas:
melocotón, ciruela, albaricoque, nectarina, melón, sandía, kiwi, guayaba, chirimoya, mangostán, acaí, noni,
piña, etc.

Vino tinto

El vino tinto contiene muchos polifenoles, como el «resveratrol», los cuales aparecen con la fermentación; de ahí que su concentración sea mayor en el vino que en el mosto de uva. Dado que emanan de la piel y de la semilla de la uva, están mucho menos presentes en el vino blanco.

Los métodos empleados en la conservación del vino lo protegen del oxígeno, lo que significa que el resveratrol no se oxida tan rápidamente en el vino como en el zumo de uva (mosto) o en las pasas.

El resveratrol actúa en unas enzimas llamadas «sirtuinas», conocidas por proteger las células sanas del envejecimiento, y también por frenar las tres fases del desarrollo del cáncer (iniciación, promoción y progresión) al bloquear la acción del NF-kappaB.

Estudios contradictorios

A principios de 2009, un importante estudio de investigación realizado por la Universidad de Oxford en Gran Bretaña y un informe del Instituto Nacional francés para el Cáncer concluyeron que el alcohol es carcinogénico. A los pocos días de la publicación de estos dos trabajos, otro ingente estudio hecho sobre cien mil personas en Francia a lo largo de veinticinco años concluía que, a pesar de que el alcohol representa un factor de riesgo en muchos cánceres, el consumo moderado de vino tinto puede proteger frente a determinados tipos de cáncer. Con todo, se hace necesaria la valoración de cada caso y, en caso de duda, siempre tenemos la opción del mosto y las curas de uva.

■ **Utilización.** Estos resultados se han observado en concentraciones similares a las obtenidas tras el consumo de un vaso de vino tinto al día. (Debería evitarse tomar más de un vaso al día, ya que puede llevar a un incremento del cáncer).

El vino de Borgoña (Pinot Noir), donde el clima es más húmedo, es especialmente rico en resveratrol.

Las curas de uva y el uso terapéutico de las pepitas de uva, son especialmente interesantes como ayuda adicional.

Durante el embarazo se debe descartar todo uso de alcohol, incluido el vino tino y los suplementos con resveratrol.

La vitamina D

Las células de nuestra piel producen vitamina D cuando se expone directamente al sol; por eso, quienes viven lejos del ecuador producen menos vitamina D (y esta puede llegar a ser deficiente) y se recomendaba dar una cucharada de aceite de hígado de bacalao a los niños que vivían en las latitudes más altas, como una medida de prevención del raquitismo.

Recientemente se ha demostrado que la administración de vitamina D reduce de manera considerable el riesgo de padecer toda una serie de cánceres (en más del 75%, con una ingesta diaria de 1.000 UI de la forma 25 Hidroxivitamina D).

En un estudio piloto llevado a cabo en Canadá con quince pacientes con cáncer de próstata, los investigadores informaron sobre los efectos de tomar tan solo 2.000 IU de vitamina D3 a diario a lo largo de ocho meses (hasta 75 meses en el caso de uno de los pacientes). Catorce de ellos experimentaron una ralentización del avance de su nivel de PSA (el indicador más común del cáncer de próstata, utilizado para seguir su crecimiento a lo largo del tiempo). Y estos niveles cayeron considerablemente en nueve de los pacientes, en comparación con el nivel que presentaban al comienzo del tratamiento. Otros estudios recientes han demostrado los efectos positivos de la vitamina D3 en los cánceres de mama, pulmón, colon y próstata.

Muchos investigadores creen actualmente que la vitamina D3 contribuye a ralentizar todas las formas de cáncer, al menos en su fase inicial. Pero además, sabemos que nos protege de resfriados y de la gripe, y que contribuye a mantener un estado mental positivo. Es, por tanto, un valioso antídoto cuando en invierno nos sentimos bajos de energía.

Tomar el sol

Los especialistas recomiendan tomar entre 1.000 y 5.000 IU al día, o una sola dosis de 100.000 IU dos veces al mes. En este caso, lo mejor es consultarlo con el médico o terapeuta especializado.

Bastan veinte minutos de exposición de todo el cuerpo a un sol fuerte para obtener entre 8.000 y 10.000 UI, pero hay que actuar con precaución, pues la exposición excesiva al sol está relacionada con el cáncer de piel. No debe exponerse nunca la piel al sol hasta el punto de quemarla y **lo tomaremos siempre fuera de las horas en que los rayos ultravioleta son nocivos**: entre las 12 del mediodía y las 6 de la tarde.

Vitamina D en la comida

Los alimentos que más vitamina D contienen son el aceite de hígado de bacalao (1.460 UI por cada cucharada sopera), el salmón (360 UI por cada 100 g), la caballa (345 UI por cada 100 g), las sardinas (270 UI en cada 100 g) y las anguilas (200 UI por cada 100 g). La leche enriquecida con vitamina D contiene tan solo 98 UI por vaso; un huevo, 25 UI y 100 g de hígado de ternera, 20 UI.

Calcio

Aunque son raros, hay posibles riesgos asociados a un excesivo consumo de vitamina D3. Pueden formarse piedras en el riñón (debidas al exceso de calcio en la orina) y producirse hipercalcemia (nivel excesivo de calcio en la sangre), que en casos muy raros pueden resultar mortales para personas con cáncer. Lo más recomendable es medir el nivel de vitamina D3 y de calcio en sangre y orina bajo supervisión médica, antes de empezar a tomar suplementos.

Los ácidos grasos omega-3

Los omega-3 de cadena larga, presentes en los pescados grasos (o en los suplementos de máxima calidad de aceite purificado de pescado), reducen la inflamación. En cultivos de células se ha comprobado que reducen el crecimiento de las células cancerosas en gran variedad de tumores, como el de pulmón, mama, colon, próstata o riñón, así como reducen la expansión de tumores en forma de metástasis.

Pescado: ¿sí o no?

Diversos estudios demuestran que el riesgo de padecer cáncer es significativamente menor en personas que consumen pescado, al menos, dos veces por semana. Pero también hay que tener en cuenta dos importantes artículos de 2006 que han puesto en entredicho que un mayor consumo de pescado reduzca el riesgo de cáncer. Por ahora, se toma en consideración el estudio EPIC europeo (con 475.000 participantes), que confirmó en gran parte la protección que aporta un consumo más frecuente de pescado (por ejemplo, hasta un 54% de reducción del riesgo de cáncer de colon).

121

Cuanto más grande es el pez (por ejemplo, el atún o el pez espada), más arriba está en la cadena alimentaria y más contaminado está de mercurio, PCB y dioxinas, que contaminan el lecho de los océanos. Las mejores fuentes de grasas saludables son los peces de menor tamaño, como las anchoas enteras, la caballa y las sardinas (incluidas las enlatadas, siempre que estén conservadas en aceite de oliva y no en aceite de girasol, excesivamente rico en omega-6). El salmón también es una buena fuente de

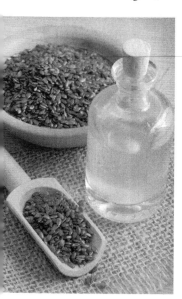

omega-3 y su grado de contaminación sigue siendo aceptable.

En cuanto al pescado congelado, va perdiendo poco a poco su contenido en omega-3 a lo largo del proceso de conservación.

Lino

La linaza es rica en omega-3 de cadena corta de origen vegetal, así como en lignanos. Estos fitoestrógenos aplacan el pernicioso efecto de las hormonas que promueven el crecimiento del cáncer. Según un reciente estudio de la Universidad Duke, la ingesta diaria de 30 gramos de semillas de linaza molidas sirvió para frenar entre un 30 y un 40% el crecimiento de tumores de próstata existentes.

El lino es la manera más completa y económica de consumir omega-3 en abundancia, y ya hemos visto que un correcto equilibrio omega-3 / omega-6 es imprescindible para no abonar el terreno en el que crece el cáncer.

El lino es rico en ácido linolénico, que nuestras células convierten en dos sustancias muy antiinflamatorias: el

EPA y el DHA. Si consumimos mucho omega-6 en nuestra dieta (aceites vegetales, margarinas, grasas trans, carne y leche), el organismo no es capaz de sintetizar el EPA y el DHA, pues son necesarias las mismas enzimas para producir omega-3 que omega-6.

El exceso de omega-6 produce inflamación y favorece el desarrollo y la diseminación del cáncer en forma de metástasis, dos fenómenos que son inhibidos por el omega-3. Este último, por tanto, disminuye el riesgo de padecer cáncer, inhibe el potencial para hacer metástasis de los tumores, estimula el sistema inmune, regula la glucemia y crea un terreno libre de inflamación.

La linaza puede provocar problemas digestivos comparables a los observados en otros alimentos ricos en fibra, sobre todo en personas con el colon sensible. En este caso habría que limitar el consumo diario a no más de 45 gramos al día.

■ **Utilización.** Moler las semillas en un molinillo de café y mezclar con leche «orgánica» o con leche de soja (o bien con un yogur «orgánico» o de soja). Este polvo puede mezclarse también con los cereales del desayuno, o espolvorearse sobre una macedonia de frutas para darle un toque de sabor a nuez.

La semilla del lino molida puede sustituirse por aceite de linaza, más fácil de emplear (aunque no contiene tantos lignanos). Conservar siempre este aceite dentro del frigorífico, en un envase opaco para evitar la oxidación y el olor a rancio. Es recomendable no conservarlo más de tres meses.

Las semillas: Chía

Las semillas de chía son originarias de América Central y contienen el mayor porcentaje conocido de ácido graso alfa linolénico, un precursor del omega-3 que tiene un importante papel en la prevención de los problemas cardiovasculares y el cáncer.

El omega-3 es antiinflamatorio, antiagregante (evita los trombos en la sangre) y estimulante del sistema inmune y previene, además del cáncer, las enfermedades cardiovasculares.

Estas semillas aportan gran cantidad de fibra, por lo que resultan ideales para evitar el estreñimiento, y son una excelente fuente de vitaminas del grupo B y minerales, especialmente calcio, fósforo y magnesio.

■ **Utilización.** Para aprovechar mejor las propiedades de las semillas, conviene molerlas antes de consumirlas crudas. Sin embargo, gracias a sus propiedades gelificantes, la chía también aporta grandes beneficios si se consume entera. Si queremos tomarlas para mejorar y regular el tránsito intestinal, las remojaremos en agua durante una hora; se formará un gel y podremos consumir tanto el agua/gel del remojo como las semillas. Pueden añadirse a ensaladas, zumos, batidos, porridge de cereales, etc.

Sésamo

El sésamo, unas pequeñas semillas de delicioso aroma y sabor a nuez ligeramente amarga, es otro alimento con propiedades anticáncer. Se puede consumir en forma de semillas o como aceite.

Existen semillas de sésamo amarillas y negras, siendo estas últimas más ricas en fenoles y sustancias anticáncer. Ambas contienen altas cantidades de ácido linoleico (omega-6) y menores de ácido linolénico (omega-3).

Son ricas en proteínas y contienen todos los aminoácidos esenciales, así como metionina y triptófano, por lo que complementan muy bien las legumbres y los cereales integrales. También destacan por su alto contenido en calcio (900 mg/100 g), mucho mayor que en la leche de vaca (163 mg/100 g), por lo que resultan muy útiles para prevenir la osteoporosis.

Las semillas de sésamo son antioxidantes al ser ricas en vitamina E, y contienen magnesio, hierro, potasio, cobre y vitamina B3, así como dos lignanos, la sesamina y el sesamol, que ayudan a combatir el cáncer.

El sésamo previene el envejecimiento de las células y, con ello, la aparición de mutaciones que pueden desembocar en cáncer; detiene el crecimiento de los tumores; fuerza a las células malignas a suicidarse, e inhibe la capacidad de los tumores de formar nuevos vasos y extenderse. También detiene la síntesis de sustancias proangiogénicas y proinflamatorias en el cáncer de mama, y la proliferación de células cancerosas de pulmón, mama, colon, próstata, páncreas, leucemia y mieloma múltiple.

El consumo frecuente de aceite de sésamo se ha asociado con un menor riesgo de padecer cáncer de estómago.

■ **Utilización. Tahini y gomasio.** Para aprovechar al máximo sus propiedades, conviene comprar las semillas de sésamo crudas y molerlas en casa. Puede hacerse una harina para añadir en la preparación del pan con el fin de aromatizarlo.

Un excelente paté anticáncer es el tahini o puré de sésamo, aunque también pueden combinarse las semillas con legumbres o cereales integrales para formar proteínas completas. Así, un alimento proteico muy completo es el humus, que se prepara mezclando tahini con puré de garbanzos o lentejas.

También puede ser un sustituto de la sal en forma de gomasio, que se prepara triturando sal marina y semillas de sésamo tostadas, mezcladas en proporción 14:1.

El único inconveniente de estas semillas es que, al ser una fuente de omega-6, no conviene abusar de ellas. Si antes recomendábamos tomar dos cucharadas de semillas de lino a diario, con una de sésamo es suficiente.

Las semillas de calabaza

La calabaza es un fruto de otoño del que pueden consumirse la pulpa y las semillas. Pertenece a la familia de las

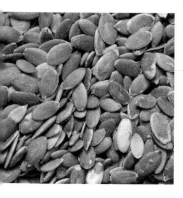

cucurbitáceas y sus beneficios para la salud son conocidos desde hace siglos. Las semillas de calabaza son una excelente fuente de magnesio y zinc. El magnesio ayuda a mantener la salud de las arterias y del corazón, y un cuarto de taza de semillas de calabaza contiene casi la mitad de su cantidad diaria recomendada. En cuanto al zinc, estimula el sistema inmune y resulta beneficioso para la próstata.

Por otro lado, las semillas tienen un efecto beneficioso en los diabéticos, al regular la secreción de insulina y glucemia. Y como son una fuente importante de triptófano, ayudan a combatir la depresión y el insomnio. También ayudan a prevenir la infertilidad, pues son ricas en arginina, indispensable para la formación de los espermatozoides.

■ **Utilización.** Son preferibles crudas para conservar sus grasas saludables y su rico aporte en minerales. Lo ideal es remojarlas en agua unas ocho horas antes de consumirlas, para así eliminar antinutrientes como el ácido fítico.

Su efecto positivo para la salud se potencia cuando se combinan con las semillas de lino y, si se consumen por la noche, ayudan a conciliar el sueño.

Toma una cucharada de semillas al día, añadiéndolas crudas a tus ensaladas o zumos, en cremas de verduras o porridge de cereales justo antes de servir.

Semillas de cáñamo

El cáñamo es un planta muy beneficiosa que, tradicionalmente, ha tenido un uso medicinal, aunque también se ha empleado para elaborar aceites, cuerdas y tejidos. Su sabor recuerda a los piñones y las nueces.

Proviene de la misma planta que la marihuana (Cannabis sativa), pero la semilla de cáñamo no contiene alcaloides psicoactivos y, en este sentido, es completamente inofensiva.

Estas semillas son una excelente fuente de proteínas de alto valor biológico, pues contienen todos los aminoácidos esenciales en buenas proporciones. Respecto a otras proteínas vegetales de gran calidad como las legumbres, tienen la ventaja de ser más digestivas.

Por otro lado, contienen un alto porcentaje de ácidos grasos esenciales, entre ellos omega-3 y omega-6, que estimulan el sistema inmunitario y actúan como potentes antiinflamatorios. Pueden ayudar en la prevención de las enfermedades cardiovasculares y el cáncer.

Son ricas en vitaminas A y E, con un potente efecto antioxidante, lo que previene el daño de los radicales libres sobre las células y el envejecimiento. Además, son ricas en fibra, lo que previene el estreñimiento.

■ **Utilización.** Consúmelas crudas y trituradas para aprovechar mejor sus propiedades nutricionales, pues cuando se calientan se eliminan los beneficios de los ácidos grasos. Agrégalas a los alimentos después de cocinarlos, como por ejemplo, en sopas o cremas, o bien a ensaladas, batidos y zumos. Puedes utilizar su harina en repostería, en la elaboración de galletas y pan. Se recomienda tomar 1 o 2 cucharadas al día, sobre todo en dietas veganas.

Los probióticos

Normalmente, los intestinos contienen una serie de bacterias «amigas» que ayudan a hacer la digestión y facilitan la motilidad intestinal, así como desempeñan un papel importante de estabilización del sistema inmune. Entre las más comunes están el *Lactobacillus acidophilus* y el *Lactobacillus bifidus*.

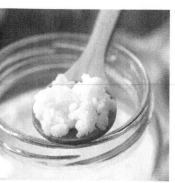

Se ha demostrado que estas dos bacterias probióticas inhiben el crecimiento de las células del cáncer de colon. Además, al facilitar la motilidad intestinal, se reduce el riesgo de este cáncer porque los intestinos quedan menos expuestos a las sustancias cancerígenas que puedan estar presentes en los alimentos, cumpliendo así un papel de desintoxicación.

Además, de acuerdo con un estudio coreano de 2006, los probióticos mejoran el funcionamiento del sistema inmunitario e incrementan el número de células NK.

Los yogures bio y el kéfir son buenas fuentes de probióticos, mientras que los yogures de soja suelen estar enriquecidos con ellos. También podemos encontrar estas valiosas bacterias en la col fermentada y en el kimchi (un pescado en escabeche coreano).

Prebióticos

Por último, hay una serie de alimentos que son prebióticos, es decir, contienen polímeros de fructosa, que estimulan el desarrollo de las bacterias probióticas. Entre ellos están el ajo, la cebolla, el tomate, los espárragos, el plátano y el trigo.

Los germinados: brotes llenos de vida

Las semillas germinadas son uno de los alimentos más nutritivos. Estos brotes, que pueden comerse en ensaladas o como aderezo de cualquier plato, están llenos de vitalidad y son muy fáciles de cultivar, tanto en tierra como en agua.

Cualidades de los germinados

Si diéramos un valor nutritivo hipotético de diez a los granos y semillas, nos encontraríamos que:

■ Si molemos el grano, ese valor se incrementa de diez a cien.

■ Si hacemos germinar esos mismos granos, el valor nutritivo aumenta de cien a mil, e incluso a diez mil.

■ Los germinados son un concentrado de sustancias generadoras de salud y que la vida elabora de una forma mucho más perfecta que un complejo laboratorio. Y son los alimentos menos contaminados que se puedan encontrar. Si un grano germina, es que tiene calidad suficiente para hacerlo, porque a cierto nivel de degeneración, las plantas dejan de ser capaces de reproducirse.

■ Hay que tener en cuenta que las semillas de solanáceas (tomate, pimiento, berenjena, patata) resultan tóxicas y no son válidas para germinar.

¿Qué ocurre cuando una semilla germina?

■ Los nutrientes complejos se transforman en nutrientes simples fácilmente asimilables por el organismo.

■ La germinación es una intensa actividad metabólica en la que tienen lugar varias reacciones químicas, entre las que destaca la síntesis de enzimas.

Los cambios químicos que ocurren en la semilla al germinar activan una fábrica enzimática poderosa, que no se supera nunca en cualquier estadio posterior de crecimiento. Esta rica concentración enzimática actúa sobre el metabo-

129

lismo humano al consumir germinados, conduciendo a una regeneración del torrente sanguíneo y de los procesos digestivos. Los inhibidores enzimáticos se descomponen y eliminan, facilitando la digestión de las enzimas.

▪ El almidón de las semillas se convierte en azúcares simples, decreciendo el índice glucémico.

▪ Las proteínas se convierten en aminoácidos esenciales.

▪ Las grasas se convierten en ácidos grasos.

▪ Las sales se multiplican.

▪ Aumentan las vitaminas.

▪ Se sintetiza clorofila, lo que confiere a los germinados un gran poder antioxidante.

Otros minerales, aminoácidos y vitaminas útiles en la prevención del cáncer

▪ **Selenio:** Presente en cebolla, ajo, tomate, brócoli y crucíferas.

▪ **Vitamina C:** Presente en cítricos, kiwi, zanahoria, granada, vegetales de hoja verde, brócoli, coles de Bruselas, frutos rojos y pimiento rojo.

▪ **Vitamina E:** Presente en semillas de lino y sésamo, almendras, aceite de oliva, nueces, aguacate y tomate.

▪ **Ácido fólico:** Presente en vegetales y hojas verdes, plátanos, piña, cítricos y aguacate.

▪ **Colina o vitamina B7:** Ajo, cebolla, berenjena, huevos, cereales integrales, quinoa, coliflor, fresas, uvas, cítricos, zanahorias, espinacas, nueces y almendras.

▪ **Metionina:** Huevos, pescado azul, frutos secos, cereales integrales, legumbres, sésamo y vegetales.

Alimentos ricos en selenio

El selenio es un oligoelemento presente en la tierra, por lo que los cereales y verduras de la agricultura ecológica contienen grandes cantidades de él. Los métodos de la agricultura extensiva, en cambio, despojan a la tierra de cultivo de su contenido en selenio, por lo que actualmente no suele encontrarse en los vegetales procedentes de Europa. También está contenido en el pescado, el marisco, los menudillos y las asaduras.

El selenio estimula las células inmunes y, en especial, las NK (haciendo incrementar su número hasta un 80%, según un estudio), y potencia los efectos de los mecanismos antioxidantes del organismo.

Legumbres contra el cáncer

Las legumbres se cultivan desde la Antigüedad, por lo que han estado muy presentes en la dieta mediterránea en forma de guisos y potajes. Sin embargo, su consumo ha descendido mucho en España desde los años sesenta, al sustituirse por las proteínas animales en forma de carne y leche. Con el ritmo de vida que nos impone la sociedad actual tenemos poco tiempo para cocinar, y al requerir las legumbres largos tiempos de cocción, se han ido empleando cada vez menos, a pesar de su alto valor nutricional y escaso coste.

Las legumbres son importantes en la lucha contra el cáncer y podemos encontrar gran variedad de ellas:

■ Lentejas
■ Lentejas rojas
■ Alubias (fríjoles, porotos, judías, alubias o habichuelas)
■ Azukis
■ Garbanzos
■ Guisantes

Las legumbres emplean el nitrógeno de la atmósfera para fabricar proteínas, por lo que su aporte proteínico a la alimentación es muy importante. Se las llegó a considerar

131

la carne de los pobres por ser, precisamente, una excelente fuente de proteínas al alcance de todos los bolsillos, mientras que la carne se reservaba a los ricos.

Sus proteínas se convierten en excepcionales cuando se las combina con cereales. Si tomamos un plato de lentejas con arroz, por ejemplo, sus proteínas son de mayor calidad que las contenidas en la carne.

También son ricas en minerales como el hierro y el zinc, y en vitamina B. Su IG es bajo, por lo que ayudan a regular los niveles de insulina y glucosa.

En las legumbres hay múltiples sustancias que nos protegen contra el cáncer:

■ **Folatos:** Los alimentos ricos en ellos son especialmente útiles para prevenir el cáncer de páncreas, pues reparan los daños producidos en el ADN de las células y controlan el crecimiento celular.

■ **Fibra:** Muy útil para prevenir el cáncer de colon. Las bacterias intestinales utilizan esta fibra para producir ácidos grasos saludables que nos protegen frente al cáncer. Son la mayor fuente de fibra que existe.

■ **Lignanos y saponinas.**

■ **Antioxidantes:** Terpenos, flavonoides, inhibidores de las proteasas, esteroles, etc.

Las mujeres que consumen dos veces por semana legumbres presentan un 30 % menos de posibilidades de padecer cáncer de mama que aquellas que lo hacen menos de una vez al mes. Pero, además, de protegernos frente al cáncer, controlan el colesterol y la diabetes, mantienen un peso adecuado y aumentan la longevidad.

Alimentos fermentados

Los alimentos fermentados tienen grandes ventajas nutricionales:

■ Son más digeribles y asimilables, dado que la fermentación produce una predigestión de los alimentos. En los productos lácteos, la lactosa es parcial o totalmente transformada en ácido láctico, lo que explica que las personas que tienen intolerancia a la lactosa puedan tomar yogur sin problemas.

Las proteínas se hacen más asimilables, mientras que se mejora la asimilación de los minerales aportados por los vegetales.

■ Contienen bacterias beneficiosas para la flora intestinal y ayudan a prevenir y combatir las diarreas. Durante la quimioterapia, la flora intestinal se daña y suelen aparecer diarreas que pueden ser combatidas con la incorporación de alimentos fermentados en la dieta.

■ Los alimentos fermentados contienen más vitaminas y antioxidantes que el mismo alimento no fermentado.

■ Contienen menos nitritos.

■ Protegen frente a las enfermedades, siendo especialmente útiles en la prevención del cáncer de colon.

Alimentos fermentados para incorporar en la alimentación

■ Chucrut o col fermentada.

■ Salsa de soja o tamari.

■ Miso.

■ Tempeh.

■ Kéfir de agua, leche o té.

■ Yogur.

■ Pan integral con masa madre.

■ Vinagre de manzana.

■ Vino.

■ Kimchi.

■ Ajo negro, vegetales en vinagre (pepinillos, remolacha, etc.).   **133**

¿Los alimentos conservan sus propiedades anticáncer cuando se cocinan? ¿Pueden congelarse?

¿Es cierto que, al cocinar los alimentos, se evaporan los valiosos componentes bioactivos anticáncer? Según una investigación de la Universidad de Kingston, Gran Bretaña, las conclusiones son claras: la mayoría de los métodos

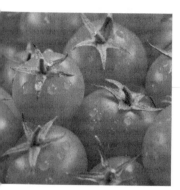

de cocinado conservan las propiedades beneficiosas de los alimentos (al menos, su poder antioxidante).

En el caso de los tomates, es preciso cocinarlos en aceite con el fin de liberar sus valiosas sustancias fitoquímicas anticáncer, como el licopeno.

Los tés y las infusiones, las sopas y los caldos constituyen los métodos más eficaces de preparación de los alimentos para sacar lo mejor de las hierbas aromáticas. Asar a la parrilla y freír reduce ligeramente sus propiedades nutricionales, pero se conservan en buena parte. En cambio, si hervimos el bróquil, las coles y otras verduras cruciformes, destruiremos sus valiosos componentes.

¿Y los congelados?

En cuanto a la conservación de los alimentos, las propiedades benéficas de los agentes anticáncer se conservan cuando congelamos los alimentos a -20 ºC, con la excepción de los ácidos grasos omega-3 del marisco.

Asar a la parrilla, freír o congelar pescado y marisco destruye aproximadamente el 30% de sus omega-3. El método más apropiado para cocinar el pescado es al vapor o en el horno, lentamente y a poca potencia. Y siempre es mejor consumirlo fresco que congelado.

La sinergia de los alimentos

Afortunadamente, la lista de alimentos cuyas moléculas actúan contra el cáncer es mucho más larga de lo que solemos imaginar. En resumen:

1. Algunos alimentos son «promotores» del cáncer y alimentan los mecanismos que estimulan su crecimiento.

2. Otros alimentos son «antipromotores», es decir, bloquean los mecanismos necesarios para el crecimiento del cáncer o bien fuerzan a las células malignas a morir.

3. El alimento actúa todos los días, tres veces al día. Por tanto, tiene una considerable influencia en los mecanismos biológicos que aceleran o frenan el crecimiento del cáncer.

La Medicina suele actuar sobre un solo factor y la última generación de medicamentos anticáncer se enorgullece de ofrecer tratamientos «contra objetivos precisos». Esto significa que dichas medicinas intervienen en una fase molecular concreta, esperando así limitar sus efectos secundarios. Los alimentos, por el contrario, actúan sobre varios mecanismos a un tiempo y lo hacen suavemente, sin provocar efectos secundarios.

En cuanto a las combinaciones de alimentos que tomamos en la comida, nos permiten actuar sobre un número aún mayor de mecanismos presentes en el cáncer. De ahí que sea tan complicado analizar su acción en el laboratorio, pues el número de combinaciones que habría que examinar es enorme. Sin embargo, la variedad misma de combinaciones es la razón que explica que sean tan prometedoras.

El ejemplo en un cáncer de páncreas

En el Anderson Cancer Center de Houston, el profesor Isaiah Fidler estudia las condiciones en que las células cancerosas se las ingenian para invadir otros tejidos y aquellas en que no logran su objetivo.

El equipo de Fidler ha logrado colorear las células en función de los diferentes factores de crecimiento (los «fertilizantes») a los que reaccionan. Estos factores permiten que el tumor se implante, crezca y resista los tratamientos que se le aplican. En uno de los experimentos, aparece un tumor de páncreas coloreado en verde, rojo y amarillo; colores que indican los factores de crecimiento, más un tinte azul que indica dónde se encuentran los núcleos. La presencia de los diferentes colores indica que la mayor parte de las células del tumor se aprovechan de diferentes factores.

¿Podemos lograr que las células del tumor no puedan reaccionar?

Según el profesor, «Si tratamos las zonas rojas, las verdes nos aniquilarán. Si tratamos las verdes, las rojas nos matarán. La única solución es atacarlas a todas a la vez». De ahí la importancia de las buenas combinaciones de alimentos dentro de un tratamiento globalizado. Así, los investigadores del Colegio Universitario de Ciencias Médicas de Nueva Delhi, sin duda influidos por la gran tradición médica ayurvédica, han puesto de manifiesto hasta qué punto determinadas combinaciones de alimentos pueden actuar en sinergia para proteger al organismo de las sustancias cancerígenas.

Las sustancias nutricionales analizadas fueron el selenio (presente sobre todo en los cereales y verduras de la agricultura ecológica, así como en el pescado y el marisco); el magnesio (presente en las espinacas, las nueces, las avellanas, las almendras, los cereales integrales y ciertas aguas minerales); la vitamina C (presente en casi toda la fruta y verdura, especialmente en los cítricos y verduras verdes, así como en el repollo y las fresas), y la vitamina A (en toda la fruta y verdura de colores intensos, así como en los huevos).

Tomates y bróquil

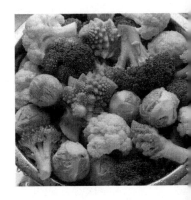

El profesor John Erdman, autor en 2007 de un interesante estudio acerca de las virtudes de determinadas combinaciones de alimentos, está también interesado en la sinergia. «Cuando se toman a la vez tomates y brócoli, podemos observar un efecto de acumulación», explica. «Probablemente ello se deba al hecho de que estos dos alimentos contienen elementos anticáncer que actúan según mecanismos diferentes».

Junto a su equipo de la Universidad de Illinois, el profesor estudió los efectos de una alimentación con tomates y brócoli (en niveles equivalentes a los del consumo humano) en el cáncer de próstata, y pudo comprobar hasta qué punto los alimentos «de verdad» son más eficaces que los suplementos y aumentan su eficacia cuando se toman en combinación: «Los tomates contienen toda una serie de elementos bioactivos, como vitamina C, K y E; fibra, folatos, polifenoles como la quercetina, y carotenoides como el fitoeno y el fitoflueno, todos los cuales pueden tener un potencial anticáncer». Lo mismo cabe decir del brócoli, cuyo efecto no puede reducirse a uno solo de sus elementos constitutivos. Tomar un alimento completo quiere decir que absorbemos una combinación de diversos fitonutrientes, y tomar una comida variada multiplica aún más dicho efecto.

Mejor alimentos bien combinados

El profesor Erdman tilda de «reduccionistas» los estudios que se centran en estos elementos específicos por separado, esperando hallar el componente activo, e insiste en que es preciso investigar mucho más acerca de la sinergia de los alimentos. A día de hoy, no hay ningún estudio que

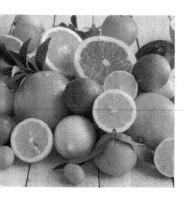

haya evaluado el efecto de una alimentación que combine todas las variables: té verde, índice glucémico bajo, reducción de los aceites omega-6 y un consumo mayor de aceites omega-3, cúrcuma, hierbas aromáticas, consumo de brócoli tres veces por semana, aceite de oliva, ajo, cebolla, puerros, bayas, frutas de hueso grande, etc.

Sabemos que no hay motivos para temer una interacción negativa de estos alimentos, de modo que tomar uno reduzca los beneficios de otro. Por ello es tan razonable seguir una alimentación que combine numerosos principios bioactivos y que aglutine una amplia variedad de mecanismos anticáncer, porque el resultado es una potente sinergia frente a diferentes factores de crecimiento del cáncer.

Un cóctel de verduras para combatir el cáncer

Si la hipótesis de Béliveau es cierta, la sinergia entre los alimentos anticáncer consumidos a diario debería reducir significativamente el desarrollo del cáncer. Y por eso tiene sentido combinar todos estos componentes en un cóctel de verduras. Los colegas de Béliveau lo experimentaron en animales y recuerdan que, mientras hervían el cóctel de verduras que iban a suministrarles, flotaba en el aire un aroma de lo más apetitoso, en contraste con el típico olor a compuestos químicos y detergentes que reina en los laboratorios.

La mezcla contenía coles de Bruselas, brécol, ajo, cebolleta, cúrcuma, pimienta negra, arándanos rojos, pomelo y una pizca de té verde. En una semana los resultados eran elocuentes, lo que les llevó a preguntarse si la milagrosa supervivencia de algunos casos, como el de Lenny, no sería gracias a los alimentos. ¿Fue la comida que le preparaba especialmente su mujer lo que mantuvo a raya su agresivo cáncer de páncreas, al bloquear simultáneamente sus diferentes factores de crecimiento? No podemos estar seguros, pero lo que sí es cierto es que de ningún modo pudo poner su salud en peligro por seguir aquella dieta.

En resumen

Todos los días, en cada comida, podemos escoger los alimentos que defenderán nuestro organismo de la invasión del cáncer y...

■ Eliminar las sustancias tóxicas cancerígenas.

■ Ayudar al sistema inmunitario.

■ Bloquear el desarrollo de nuevos vasos sanguíneos, necesarios para el crecimiento de los tumores.

■ Impedir que los tumores puedan crear la inflamación que les sirve de fertilizante.

■ Promover el suicidio de las células cancerosas.

Los alimentos, más importantes que la contaminación

El hecho de que los alimentos anticáncer sean capaces de desintoxicar el organismo, eliminando muchas sustancias cancerígenas, reviste una gran importancia. Así, aunque ciertas frutas y verduras no «ecológicas», «bio» u «orgánicas» estén contaminadas por pesticidas, el impacto positivo de las moléculas anticáncer se impone al efecto negativo de las sustancias cancerígenas. Como asegura T. Colin Campbell, profesor de Cornell, en lo concerniente al cáncer «los alimentos vencen siempre a las sustancias contaminantes».

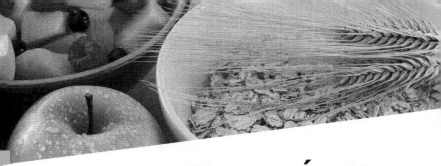

ALIMENTACIÓN Y COCINA ANTICÁNCER

Junto a los alimentos anticáncer que hemos ido viendo, existe todo un universo culinario capaz de nutrirnos con salud. Así, una buena elección de ingredientes debe acompañarse del modo adecuado de cocinarlos, endulzarlos o no, aliñarlos… En definitiva, de lo necesario para que lo que comemos sea una delicia fácil de aprovechar por parte del organismo.

¿Podemos decir que existe una cocina anticáncer? Desde luego. Como señala la Dra. Odile Fernández, es una cocina que se nutre con lo mejor de tres tradiciones gastronómicas: japonesa, india y mediterránea.

Consejos a tener en cuenta

Así pues, en nuestra cocina anticáncer no solo tendremos muy presentes los alimentos fundamentales, sino también el modo de integrarlos en una dieta mucho más amplia. La primera sorpresa que suele darse entre los debutantes de este tipo de cocina saludable es la variedad de recetas, colores y sabores tan vitales que nos ofrece, y que invita a descartar, por innecesarios, los platos y alimentos de la cocina más convencional.

Para muchas de las personas que inician el cambio a este nuevo y saludable estilo de vida, todos estos hallazgos pueden resultar una sorpresa de lo más agradable, pero para quienes tengan dudas todavía y deseen hacer una transición más suave, en la alimentación «pesco-vegeta-riana» tienen una buena solución.

¿Alimentos refinados o integrales?

Existen muchas diferencias entre los alimentos integrales y los refinados. Tradicionalmente, el blanco se asociaba a la pureza, y todo el mundo deseaba lucir una tez blanca y comer pan blanco. Hasta hace bien poco, consumir pan moreno y tener el rostro bronceado eran signo de pobreza. Muchas personas creen todavía que el pan blanco, las pastas blancas y las harinas refinadas son mejores que los elaborados con harina integral, lo que es un gran error. En el proceso de refinado se elimina casi la totalidad de los nutrientes útiles del alimento y se conservan las calorías, quedándonos solo con calorías vacías. Si habitualmente consumimos alimentos refinados, como azúcar, pan, arroz y pasta blancos, corremos dos riesgos: carecer de los nutrientes necesarios para el buen funcionamiento de nuestro organismo y acumular calorías y engordar.

Los alimentos refinados producen más inflamación que los integrales, y tanto su IG como su CG son mayores y elevan el nivel de azúcar en sangre. En cambio, las personas que consumen habitualmente alimentos integrales sufren menos cánceres, enfermedades cardiovasculares y diabetes que quienes los consumen poco o nada.

¿Por qué nos protegen los alimentos integrales frente a las enfermedades? Porque contienen más fibra, vitaminas, minerales y fitoquímicos que los alimentos refinados, cuyo contenido en estas sustancias tan beneficiosas es casi nulo. Los cereales integrales tienen un IG bajo o modera-do, frente a los refinados que presentan un IG alto. Una dieta basada en alimentos con IG alto nos hará más vulnerables a la enfermedad.

Por otro lado, los alimentos refinados favorecen que se produzca la inflamación en los tejidos y en ese entorno inflamado a las células cancerígenas les resulta muy fácil proliferar y crecer.

CEREALES INTEGRALES

El poder del grano entero

Los cereales integrales nos protegen frente a las enfermedades crónicas y, en general, sus beneficios para la salud respecto a los cereales convencionales son muy importantes. Así, se ha demostrado que provocan:

■ La reducción del 30% de la mortalidad por enfermedades cardiovasculares.

■ La reducción de la incidencia de cáncer entre un 10 y un 50 %, según el tipo de cáncer, especialmente en el caso del cáncer de colon.

■ La reducción del 30% del riesgo de padecer diabetes mellitus.

■ Menos posibilidades de padecer obesidad e hipertensión arterial.

Entre los grandes consumidores de cereales blancos y refinados, encontramos un mayor riesgo de padecer cáncer, especialmente de tiroides, colon, recto, estómago y esófago.

La incidencia de cáncer en España se ha incrementado de forma exponencial desde los años sesenta hasta la actualidad, y este incremento coincide con el cambio de alimentación de los españoles y la llegada al mercado de los alimentos refinados y azucarados.

143

Cereales blancos y ecológicos frente
a cereales integrales de agricultura convencional

En la cáscara del cereal se acumulan la mayoría de los pesticidas y esta es eliminada durante el proceso de refinado, por lo que un cereal refinado contiene menos pesticidas que un cereal integral de agricultura convencional; por eso lo ideal es consumir cereales integrales y ecológicos.

Aunque esto puede repercutir en nuestro bolsillo, no hay

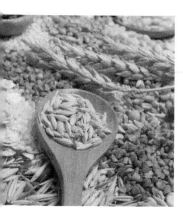

que olvidar que nuestra salud está en juego y, como compensación, merece la pena dejar de consumir productos prescindibles y poco saludables en favor de los alimentos frescos y ecológicos.

Los productos refinados, como la pasta blanca, no están compuestos solamente de harina refinada, sino que se les añaden aditivos para que resulten más atractivos. Algunos hacen la pasta más resistente a la cocción; otros son colorantes para hacerla pasar por pasta con espinacas, y otros son sustancias inertes como caolín, talco o sulfato de bario para aumentar su peso.

Durante el proceso de refinado y blanqueado del arroz y las harinas, desaparecen parte de sus nutrientes, de modo que la industria añade estas vitaminas que se pierden de forma artificial. Son procesos antinaturales, por lo que siempre es mejor consumir el cereal tal y como lo ofrece la naturaleza, sin manipulación alguna. De este modo, nuestro organismo obtendrá todos los nutrientes y se ahorrará la ingesta de aditivos innecesarios y, en ocasiones, tóxicos. Las sustancias anticáncer que hay presentes en los cereales integrales son la fibra, los polifenoles, los

lignanos y las saponinas.

¿Qué cereales son los más recomendables?

Espelta

Perteneciente a la familia del trigo, antiguamente se utilizaba para elaborar pan en Europa, China y Oriente. Precisamente, se cree que se comenzó a cultivar en el Mediterráneo y Europa proveniente de Oriente.

La espelta es más rica en proteínas que el trigo, es más fácil de digerir y contiene menos gluten. Su semilla ha sido menos manipulada que la del trigo al no haber sufrido hibridaciones. Funciona muy bien para elaborar panes y repostería.

Trigo

El trigo es el cereal más consumido en el Mediterráneo y, prácticamente, ha desplazado a otros cereales tradicionales, como la espelta, el kamut y la cebada. El hecho de que sea tan consumido no se debe a sus propiedades nutricionales, sino a su fácil panificación, utilización en repostería y sencilla manipulación para conseguir grandes cosechas.

La mayoría del trigo que consumimos es refinado y, por tanto, carece de los nutrientes más valiosos. Dentro de los cereales es el más rico en gluten y el que más hibridaciones y manipulaciones ha sufrido, por lo que también es el menos aconsejable. Al haber sido tan modificada su genética, se ha convertido en un cereal difícil de digerir, y gran parte de la población presenta intolerancia.

Kamut o Trigo persa

Es la variedad de trigo más antigua que se conoce, pariente de las variedades modernas de trigo duro. En la composición de este grano hay una concentración de entre un 20 y un 40% más de proteínas y hasta el doble de lípidos y de algunas vitaminas (como B1 y B2), cinco veces más

145

cantidad de niacina (vitamina B3) y vitamina E, y entre dos y cuatro veces más densidad de minerales (como calcio, potasio, magnesio, fósforo y hierro) que en el grano de trigo blando que se emplea de forma tradicional en panadería y repostería industrial. Es bastante dulce, por lo que es ideal para repostería.

Cebada

Junto al trigo, ha sido uno de los cereales más consumidos en el Mediterráneo, siendo, por ejemplo, el alimento principal de los gladiadores en la antigua Roma. Actualmente su uso se limita, prácticamente, a la alimentación de los animales de granja.

Se emplea en la elaboración de harinas para pan y en el malteado para la elaboración de cerveza, whisky y ginebra. Se debe consumir pelada o descascarillada y evitar la cebada perlada, que es el equivalente al arroz blanco. Al igual que la avena, es rica en betaglucanos.

Centeno

Se trata de un cereal muy consumido en los países nórdicos y Rusia, porque es muy resistente y crece sin dificultad en condiciones adversas. El centeno es miembro de la familia del trigo y está estrechamente relacionado con la cebada. Contiene poco gluten, mucha fibra y se utiliza para preparar pan, que tiene un sabor dulce y peculiar. Su alto consumo se ha relacionado con una menor incidencia del cáncer de colon.

Avena

Es un cereal tradicional de los países con climas fríos. Abundante en grasas saludables, proteínas y minerales, resulta muy beneficioso al regular el colesterol, la presión arterial y la glucemia. La avena también es rica en beta-glucanos y lignanos, tan útiles en la prevención de cánceres, especialmente los relacionados con las hormonas, como el de mama.

Los granos de avena suelen prepararse en forma de copos, que fortalecen el sistema nervioso, de modo que tomarlos en el desayuno aumenta el rendimiento intelectual frente a no desayunar o tomar cereales tipo corn flakes.

Arroz

Junto al trigo, es el cereal más consumido en el mundo, y podemos encontrarlo ecológico cultivado en España, por lo que estaríamos consumiendo un producto local.

Es muy fácil de digerir por quienes se están recuperando de alguna enfermedad y están inapetentes, por lo que debería formar parte de la alimentación de las personas con cáncer. En la dieta anticáncer que propone la Dra. Odile Fernández, se consume con frecuencia. Vale la pena elegirlo con un IG bajo. Podemos encontrar en el mercado varios tipos de arroz:

BETAGLUCANOS, FIBRA SALUDABLE

Los betaglucanos son un polisacárido que se encuentra presente en forma de fibra soluble, al igual que la inulina o los fructooligosacáridos (FOS), en alimentos como la cebada, la avena, el maíz, algunos micelios o setas (como el ganoderma o reishi, el shiitake y el maitake) y la levadura de cerveza.

Se trata de una fibra con múltiples beneficios para la salud, como la estimulación del sistema inmunitario, lo que refuerza las defensas del organismo.

■ **Arroz negro o venere** (IG 35).

■ **Arroz rojo** (IG 55). La historia de este arroz tiene su origen en China, en la dinastía Tang del año 800, donde servía para propósitos culinarios y médicos.

Es muy útil para reducir el colesterol LDL (el colesterol «malo») al contener monacolinas, que son estatinas naturales (las estatinas son utilizadas por la industria farmacéutica para limitar la síntesis del colesterol).

■ **Arroz salvaje.** Sus granos tienen más de un 13% de proteína y no contiene gluten (IG 35). No es propiamente un arroz, pero se cocina como el arroz integral y combina muy bien con ensaladas y como guarnición.

■ **Arroz basmati.** Se trata de una variedad de arroz de grano largo, famoso por sus delicadas fragancias y exquisito sabor. (IG 45).

Quinoa

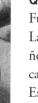

Fue un alimento básico en América Latina hasta la llegada de los españoles. Hoy día se ha redescubierto y cada vez se emplea más en la cocina. Es muy rica en proteínas y minerales, como hierro y magnesio. Las proteínas de la quinoa son tan completas como las de la carne, pues no es deficitaria en ningún aminoácido, al contrario que la mayoría de los cereales, que presentan déficit de lisina. Existen diferentes variedades de quinoa, pero la más consumida en Europa es la quinoa real, de color blanco.

Amaranto

El amaranto, al igual que la quinoa, está considerado un pseudocereal, ya que tiene propiedades similares a las de los cereales, pero botánicamente no lo es. Es una importante fuente de proteínas y contiene lisina, al contrario que otros cereales, que presentan déficit de este aminoácido. Además, sus proteínas han demostrado en laboratorio ser capaces de inducir el suicidio de las células tumorales. Es rico en ácido fólico, calcio, hierro y fósforo, y no contiene gluten. Con todo, en el caso de este alimento hay que lidiar con su peculiar sabor.

Mijo

Es un cereal de grano muy pequeño, que parece una semilla como el alpiste, y con un sabor suave y sabroso. Es rico en proteínas, vitaminas y minerales, sobre todo hierro. Es fácil de digerir y cocinar, pero como su IG es alto, debe cocinarse con abundantes verduras. No contiene gluten y, por su alto contenido en carbohidratos, se lo considera muy energético, por lo que puede ser una buena opción para el desayuno.

Trigo sarraceno o alforfón

Ha sido un alimento básico en Bretaña, Rusia y Europa del Este durante muchos años, aunque no puede considerarse un cereal al no pertenecer a la familia de las gramíneas. Al ser una planta poco exigente que crece en climas pobres, no requiere del uso de pesticidas para su cultivo.

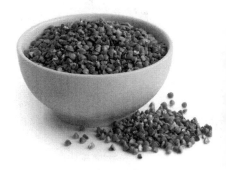

Es el grano más rico en antioxidantes y magnesio, no contiene gluten, su sabor es intenso y sus granos tienen forma de corazón. Su harina es ideal para preparar crepes.

Maíz

Era un cereal básico en las civilizaciones inca y azteca. Actualmente, la mayoría de las variedades que se consumen son transgénicas y han sido muy seleccionadas para maximizar el rendimiento. Se emplea mucho en alimentación animal. Su IG es alto, por lo que en una alimentación anticáncer debe limitarse su consumo.

Con legumbres

Los cereales, aunque son ricos en proteínas, suelen ser deficitarios en un aminoácido esencial (lisina), por lo que deben complementarse con alimentos ricos en lisina, como las legumbres. Por otra parte, las legumbres y los cereales poseen la capacidad de elevar su propio valor proteico cuando se comen juntos.

Granos enteros

Un cereal molido ha perdido su poder de germinación, lo que significa que las harinas pierden su vitalidad y son muy susceptibles a la oxidación de sus lípidos. Para llevar una buena alimentación, deberíamos tomar granos enteros integrales, limitar las harinas integrales y descartar todos los refinados, pero eso no es nada fácil y sería poco realista. Ahora bien, en estos momentos disponemos de muchos recursos para hacerlo posible. Ante todo, conviene lavar los cereales antes de cocinarlos y remojarlos durante 6-8 horas para hacerlos más digestivos.

Moltura

Si tienes un molino para cereales o un procesador de alimentos que te permita moler el grano, puedes preparar las harinas en casa y con ellas elaborar pasta fresca o pan, sabiendo que no estás consumiendo un alimento muerto por llevar meses molido.

La harina, con el paso del tiempo, va perdiendo propiedades y cuando compramos un pan o un bizcocho, no sabemos cuánto tiempo lleva esa harina molida (a veces, más de un año).

Pasta, pan y repostería

La pasta fresca y dura, los panes y la repostería deben consumirse con moderación. Lo menos recomendable sería comer pan y repostería, pues están preparados con harinas que habitualmente llevan mucho tiempo molidas. Además, en el caso del pan, estas harinas hay que hornearlas, lo que hace que aumente de forma significativa su IG.

Pan de verdad

Un buen argumento en contra del pan es su IG: al necesitar altas temperaturas de horneado durante un tiempo prolongado, su IG es mayor que si tomamos un plato de arroz integral o de pasta. Cuanto menos tiempo esté sometido un alimento al efecto del calor, menor IG tendrá. Con todo, si queremos comer pan, lo mejor es comprar el grano entero, molerlo y elaborarlo en casa.

■ **Levadura.** La levadura representa otro problema: si la hacemos nosotros, podremos controlar nuestra propia levadura madre, que tenga menos sal, añadirle semillas, etc. Si consumimos pan que sea 100% integral, la mejor opción es el centeno y, en su defecto, la espelta o el kamut (ahora es realmente fácil encontrar buenas harinas integrales y ecológicas de todo tipo).

■ **Sin gluten.** Los panes sin gluten son difíciles de elaborar para obtener la textura y consistencia a la que estamos acostumbrados. Los panes de este tipo que se venden

151

suelen estar elaborados con harina y almidón de maíz y, por tanto, no son muy recomendables. El pan de trigo sarraceno, de intenso sabor, es uno de los más fáciles de preparar de entre los panes sin gluten.

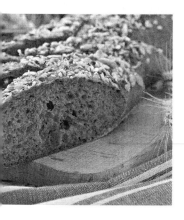

■ **Copos de cereales.** Se obtienen de los granos de cereal precocidos y prensados, por lo que se pueden consumir tras una breve cocción de entre tres y cinco minutos, o dejándolos en remojo durante varias horas en agua o en bebidas vegetales. Son más recomendables que las harinas y el pan, y pueden constituir una opción rápida para el desayuno.

Los cereales inflados tienen un IG mucho más elevado que el grano entero, por lo que no se recomienda su consumo.

■ **Bien acompañados.** Y, por último, debemos tener en cuenta que la mayoría de los cereales son ligeramente inflamatorios y que, para compensar este efecto, debemos tomarlos siempre acompañados de alimentos antiinflamatorios como vegetales, legumbres, frutos secos o semillas.

LOS ENDULZANTES. ¿CUÁLES SON LOS MÁS SALUDABLES?

¿Qué tipos de endulzantes existen y cómo podemos utilizarlos? El consumo excesivo de azúcar se relaciona con múltiples enfermedades, entre ellas el cáncer, tal como han insistido médicos naturistas como el Dr. Frederic Vinyes. Convine estar bien informados sobre sus efectos nocivos y buscar alternativas saludables en nuestra cocina.

El azúcar común o sacarosa y sus riesgos para la salud

▪ **¿Qué es y cómo se obtiene?** El azúcar común se obtiene de la remolacha azucarera o de la caña de azúcar. "Sacarosa" es el término más adecuado para denominar al azúcar común, la cual se forma a partir de la combinación de dos azúcares simples: glucosa y fructosa. También podemos encontrarlo bajo las denominaciones de "azúcar" o "dextrosa", aunque químicamente se compone de sacarosa casi en su totalidad.

▪ **¿Dónde se encuentra?** Se utiliza de manera universal para endulzar los alimentos, pero en realidad lo encontramos en la comida más insospechada, porque es el triste protagonista del trío venenoso de la industria alimentaria (azúcar-sal-grasas nocivas). Así, podemos consumirlo a diario y sin saberlo, en muchos tipos de alimentos: bollería, pastelería, bebidas, salsas, embutidos, pan, etc.

▪ **Índice glucémico.** Su IG es alto (65), por lo que su consumo eleva en la sangre el nivel de glucosa. Los diabéticos tienen restringido su consumo al máximo.

Consecuencias derivadas de un alto consumo de azúcar

Consumir azúcar en exceso resulta perjudicial:

▪ Hace ganar peso, por tanto, conduce a la obesidad.

▪ Eleva el nivel de triglicéridos en sangre.

▪ Eleva el nivel de insulina en sangre y causa inflamación, lo que se ha relacionado con una mayor probabilidad de padecer cáncer. Quienes siguen dietas con un bajo consumo de azúcar, como es el caso de la dieta tradicional asiática, padecen entre cinco y diez veces menos cáncer que quienes siguen una alimentación rica en azúcar y alimentos refinados.

- Desciende la sensibilidad a la insulina, lo que incrementa el nivel de azúcar en sangre y predispone a la diabetes.
- Deprime el sistema inmunitario.
- Aumenta el riesgo de padecer caries y gingivitis.
- Eleva la presión arterial de la sangre.
- Produce ansiedad y predispone a la depresión.
- Se relaciona con la aparición de candidiasis.

Tipos de azúcar

De la extracción de la caña o la remolacha se obtienen dos productos: la melaza y los cristales de azúcar, los cuales pueden ser más o menos refinados.

- **Azúcar de mesa o blanquilla.** Junto al refinado, es el azúcar más empleado. Es de color blanco y tiene un 97% de sacarosa como mínimo. En el proceso para obtener azúcar blanco refinado, el azúcar pierde todas las sales minerales, fibra y vitaminas de la caña o remolacha, debido a los procedimientos de cocción a altas temperaturas, así como al uso de productos químicos durante el refinado.
- **Azúcar refinado.** Es de color blanco brillante y tiene como mínimo un 99,7% de sacarosa. Se presenta granulado o en forma de bloque.
- **Azúcar moreno de caña.** Contiene un 85% de sacarosa. Es simplemente azúcar blanco al que se le ha añadido extracto de melaza, origen de su color y sabor característicos.
- **Azúcar integral de caña.** Es el jugo de caña evaporado por calentamiento, de manera que conserva los minerales, oligoelementos y vitaminas de la caña de azúcar. Es más saludable que el azúcar blanco o moreno.
- **Melazas o miel de caña.** Es un producto líquido y espeso derivado de la caña de azúcar, y en menor medida de la remolacha azucarera. Se elabora a partir del jugo de la caña de azúcar mediante evaporación parcial del agua.

■ **Azúcar mascabado.** Se elabora calentando el zumo extraído de la caña de azúcar y dejando que se evapore completamente el agua hasta conseguir un residuo seco que posteriormente se muele. Es similar a la panela.

■ **Panela.** Se obtiene del jugo de la caña de azúcar, que es secado antes de pasar por el proceso de purificación que lo convertiría en azúcar moreno. Para producir la panela, el jugo de caña de azúcar es cocido a altas temperaturas hasta formar una melaza bastante densa que se deja enfriar y solidificar. Se considera el azúcar más puro junto al mascabado.

¿Cuánto azúcar consumimos?

El azúcar se ha convertido en un auténtico azote de la población. Pensemos en una dieta convencional: el café de la mañana: dos terrones; una lata de refresco de cola para comer equivale a nueve terrones; el yogur con frutas, a ocho; un helado de chocolate, a diez. Estos cuatro alimentos adicionales ya suman 28 terrones = 112 gramos de azúcar. Algunos organismos internacionales aseguran que debería consumirse entre 25 y 50 gramos al día, lo que equivale a entre seis y doce terrones. Pero hoy día sabemos que, incluso estas cantidades, pueden reducir la esperanza de vida de sus consumidores, debido a las múltiples patologías asociadas al azúcar. La última campaña de la OMS aconseja consumir menos de 25 gramos.

Ingerimos mucho azúcar encubierto en refrescos, dulces, yogures, bebidas para deportistas, salsas, masa para pizza, conservas... Si leemos atentamente las etiquetas, casi siempre encontraremos azúcar añadido, ya sea como azúcar, sacarosa o dextrosa. El 75% del azúcar que ingerimos lo es, por tanto, por vía indirecta, a través de los alimentos; es el llamado «azúcar invisible».

Hace décadas, en tiempos de nuestros abuelos, las frutas y la miel eran los únicos alimentos dulces que formaban parte de la dieta cotidiana. Y, además, solo estaban disponibles durante unos pocos meses al año, en la temporada natural de recogida de las frutas y en la cosecha de la miel, más abundante hacia los meses de verano. Pero en los últimos años, el azúcar y los aditivos edulcorantes se han universalizado y están presentes en la mayoría de los productos procesados.

¿Cuánto es «demasiado»?

El periodista Michael Moss, en su libro Adictos a la comida basura, hace un repaso a los productos que ofrece la industria alimentaria norteamericana con un resultado escalofriante. Describe con precisión cómo, a lo largo de los últimos cincuenta años, once empresas se han disputado la primacía en el sector alimentario elevando, cada vez más, las cantidades de sal, azúcar y grasa en los alimentos que producen. Unos ingredientes cuyo uso deliberado han estudiado y controlado metódicamente, incorporando estudios científicos que demuestran que actúan sobre nuestro cerebro, proporcionándonos un placer adictivo similar al que generan algunas drogas. Esto ha conllevado que el consumo de azúcar se haya triplicado, y tenemos que poner freno a este exceso. Se puede empezar por identificar los platos a los que añadimos azúcar y revisar las etiquetas de los alimentos que compramos, buscando alternativas para reducir su consumo.

El uso industrial que se ha generalizado en los últimos años es el de un tipo particular de azúcar muy dañino: el jarabe de maíz. Este aditivo con alto contenido en fructosa es el edulcorante común de los productos procesados, como bebidas azucaradas, bollería, cereales de desayuno, galletas o golosinas. En el caso de las bebidas azucaradas, se ha comprobado que las mujeres que las consumen de forma habitual tienen un 78% más riesgo de padecer cáncer de endometrio que aquellas que no lo hacen.

Otros endulzantes no recomendados.

Jarabe de glucosa, el endulzante más tóxico

■ **¿Qué es y cómo se obtiene?** El jarabe de maíz, de alto contenido en fructosa, es un edulcorante de bajo coste que ha sustituido al azúcar en miles de productos en los últimos treinta años. En España se denomina «jarabe de maíz» o «jarabe de glucosa», y es un edulcorante líquido creado a partir del almidón o fécula del maíz. Está compuesto principalmente por fructosa y glucosa, y presenta ciertas ventajas para la elaboración de productos en los que se necesita agregar un sabor dulce: es barato, fácilmente soluble en agua y actúa como conservante, potenciando el sabor y alargando la vida útil de los alimentos.

Consecuencias del consumo de fructosa en dosis altas:

- La fructosa nos hace ganar peso y se considera uno de los responsables de la epidemia de obesidad que vive Estados Unidos.

- Aumenta la resistencia a la insulina y el riesgo de padecer diabetes. No aumenta los niveles de insulina en sangre de forma inmediata, como sucede con el azúcar. Al tener un IG bajo, en un principio se consideró un edulcorante ideal para diabéticos, pero al aumentar a la larga la resistencia a la insulina, el efecto es el mismo que en el azúcar.

- Eleva los niveles de ácido úrico y triglicéridos en sangre.

- Estudios recientes han relacionado el consumo de fructosa con una rápida evolución del cáncer de páncreas.

157

■ **Se encuentra en todas partes.** El jarabe de maíz de alto contenido en fructosa aparece en numerosos alimentos y bebidas. Así, en los productos de panadería se emplea para obtener la clásica corteza marrón y, además, retiene la humedad.

Se añade en las salsas a base de tomate para equilibrar la acidez de los tomates y resaltar los sabores de las especias. También lo encontramos en refrescos y zumos de frutas, y en la mayor parte de los cereales para el desayuno, en especial los dulces.

Alimentos procesados como embutidos, salchichas, quesos, platos precocinados y aderezos para ensaladas contienen este jarabe, que contribuye a prolongar la fecha de caducidad. En los yogures también se encuentra en grandes cantidades. Por otra parte, muchos jarabes para la tos y expectorantes contienen jarabe de maíz con alto contenido en fructosa.

Por descontado, leeremos bien las etiquetas y descartaremos todos estos productos.

Otros endulzantes artificiales que hay que evitar

Conviene alejarlos de nuestra dieta por ser productos artificiales que poco tienen que ver con la alimentación natural. Algunos se han relacionado con un mayor riesgo de padecer cáncer, aunque los estudios son contradictorios.

Aspartamo (o aspartame)

Se encuentra en numerosos alimentos de todo el mundo bajo varias marcas, como Natreen, Canderel y NutraSweet. En las etiquetas alimentarias podemos encontrarlo bajo el código E-951. También se halla en la gran mayoría de los productos light. Las mayores fuentes de aspartamo son: chicles, edulcorantes artificiales de mesa, refrescos light, zumos en polvo, yogures, cereales, medicamentos pediátricos y salsas para cocinar. Su aprobación como edulcorante en 1974 tiene tras de sí una historia de terror protagonizada por unas autoridades sanitarias que, posteriormente, fueron contratadas por la multinacional Monsanto. Hay que decir que su actuación coincidió en el tiempo con la prohibición delictiva de la planta estevia (Stevia rebaudiana).

Hoy día es uno de los endulzantes más controvertidos, pues varios estudios han relacionado el aspartamo con la aparición de cáncer, enfermedades neurológicas y diabetes. Desde el año 2012 la EFSA (European Food Safety Authority) ha abierto un proceso para tomar en consideración las últimas investigaciones sobre el aspartamo y determinar su seguridad.

Sucralosa

Este edulcorante fue descubierto en 1976, cuando un grupo de investigadores intentaba sintetizar un nuevo pesticida. Se extrae del azúcar mediante un proceso químico y es el único endulzante bajo en calorías que está hecho a base de azúcar. Se comercializa con marcas como Splenda y, en la UE, también se conoce con el código de aditivo E-955.

Aunque las autoridades sanitarias estadounidenses lo consideran un aditivo seguro, existen estudios que demuestran que puede interferir en la absorción de ciertos medicamentos, reducir la microflora beneficiosa del tracto digestivo y provocar aumento de peso. Su uso en dosis altas puede afectar al funcionamiento del hígado y del riñón.

Sacarina

Es el endulzante bajo en calorías más antiguo, ya que se consume hace más de cien años. Su uso actual ha disminuido muchísimo debido a diferentes estudios que lo han relacionado con la aparición de cáncer, especialmente de vejiga. No recomendamos, por tanto, su consumo, como tampoco el de acesulfamo K, maltodextrina o tagatosa, que se dio a conocer como «el azúcar del diabético».

Endulzantes aconsejables

Sirope de agave

■ **¿Qué es y cómo se obtiene?** Este es, quizás, uno de los endulzantes con más controversia actualmente. El agave es un sirope que se obtiene del cactus azul o agave, una planta originaria de México, pero que ya se cultiva en muchos países. Si el sirope ha sido extraído mediante procedimientos naturales y es ecológico, puede ser una buena alternativa al azúcar, siempre y cuando se use con moderación.

La mayoría de los siropes de agave que se comercializan son, en realidad, jarabes altamente refinados con un alto contenido en fructosa, similar al sirope de maíz, por lo que conviene optar por uno ecológico y sin refinar (agave oscuro).

■ **Índice glucémico.** El sirope de agave contiene un elevado porcentaje de fructosa, lo que hace que su IG sea bajo. La fructosa no eleva el nivel de azúcar en sangre, pero sí nos puede hacer ganar peso y acumular grasa abdominal. La fructosa también eleva los niveles de ácido úrico, colesterol LDL y triglicéridos.

■ **Ventajas e inconvenientes.** Contiene un 70-90% de fructosa, por lo que no se recomienda su consumo en dosis elevadas. El agave también contiene inulina, un tipo de fibra beneficiosa para la flora intestinal que ayuda a la absorción del calcio y el magnesio, así como flavonoides y saponinas, que le confieren propiedades anticáncer y antioxidantes. Estos, sin embargo, solo están en el agave oscuro. El sirope de agave dorado que comercializan la mayoría de marcas está exento de antioxidantes y no es más que pura fructosa.

El agave es mucho más dulce que el azúcar, por lo que debemos emplear menos cantidad: una cucharada de azúcar equivale a media o dos tercios de cucharada de agave. No aguanta bien la cocción a altas temperaturas y da buenos resultados en repostería.

En resumen, es un endulzante para consumo esporádico y siempre que sea de buena calidad, crudo y ecológico; de lo contrario, estaremos ingiriendo un producto muy refinado que no nos va a aportar ningún beneficio.

Fruta fresca, fruta seca y vegetales

Los dátiles, uvas pasas, ciruelas pasas y albaricoques secos tienen un gran poder endulzante. La fruta fresca y seca contiene fructosa natural, además de fibra, vitaminas y minerales, por lo que es una excelente alternativa al azúcar. Aunque la fruta seca tiene, en general, un IG alto, su gran contenido en fibra retarda la digestión y la absorción del azúcar, lo que limita la elevación del nivel de azúcar en sangre. La fructosa natural de la fruta no es perjudicial.

Si la fruta seca la cortamos en trocitos y la calentamos, su poder endulzante aumenta y con poca cantidad conseguimos un gran dulzor. Los dátiles son los más dulces y los albaricoques secos los que menos elevan la glucemia. Si los niños desean comer algo dulce, en vez de ofrecerles golosinas ofrezcámosles fruta fresca y seca.

Para endulzar las infusiones podemos añadir un albaricoque seco, que aporta un dulzor delicioso. La compota de manzana y los zumos naturales de manzana, pera y uva también pueden ser dos endulzantes naturales ideales para usar en nuestra cocina. La calabaza, la zanahoria y el boniato también confieren un toque dulce a las recetas.

La miel

La miel es elaborada por las abejas tras recoger el néctar de las flores y depositada en las celdillas de los panales, donde la recubren de cera para poder almacenarla. Junto

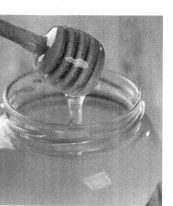

al polen, es el alimento básico de toda la colmena.

■ **Índice glucémico.** Su IG es alto y varía según el tipo de miel, siendo la opción más saludable la miel de acacia, con un IG de 32.

■ **Ventajas e inconvenientes.** La miel de alta calidad contiene antioxidantes naturales, enzimas, aminoácidos, vitaminas y minerales, y su contenido en fructosa es de un 40%. La lástima es que la mayoría de la miel que se consume hoy día ha sido muy procesada, por lo que muchos de sus beneficios para la salud se reducen o eliminan. La miel comercial es tratada, a menudo, con un proceso de calentamiento excesivo que puede destruir algunas de las enzimas naturales, vitaminas y minerales esenciales. Además, en su elaboración se les suele facilitar a las abejas el «azúcar» necesario para que produzcan la miel de forma rápida, por lo que el resultado es más una miel de azúcar que una miel de flores.

Recordemos que los apicultores tradicionales dejaban una parte de la miel en el panal, para que las abejas se alimentaran, pero la avaricia de muchos apicultores les llevó a robarles incluso esta miel, que sustituían por azúcar. Actualmente tenemos los resultados en forma de una grave enfermedad: la varroa (varroasis), que afecta a miles y miles de enjambres. Abejas enfermas que, además, se confunden para volver al nido tras su labor en las flores por culpa de las antenas telefónicas.

Es casi un milagro encontrar miel de buena calidad, pero cuando es así, esta posee importantes propiedades antibacterianas. Debemos adquirir siempre miel ecológica poco procesada, pues la miel convencional es similar al azúcar blanco. Las mejores mieles son la de manuka y la de acacia, cuyos IG y CG son más bajos.

En la dieta anticáncer, la miel es una alternativa saludable al azúcar para consumo ocasional. En las recetas se sustituye 1 taza de azúcar por ½ taza de miel.

Sirope de yacón

El yacón es una raíz de origen andino muy dulce, similar internamente a la manzana. Puede encontrarse en sirope y en polvo, y su IG es bajo, por lo que no eleva el nivel de azúcar en sangre.

El sirope de yacón, que es 1,5 veces más dulce que el azúcar, empieza a encontrarse en nuestro país, no sin algunos azares legales, aunque todavía es caro. Facilita la digestión, tiene pocas calorías, fortalece el sistema inmunitario y no provoca caries. Además, es rico en antioxidantes y enzimas, y ayuda a la absorción del calcio, el magnesio y la vitamina B. Contiene unos azúcares conocidos como «fructooligosacáridos», que no son absorbidos por el organismo y ayudan a aumentar la flora intestinal beneficiosa.

163

El sirope de yacón es una magnífica alternativa para los diabéticos (¾ de taza de sirope equivalen a 1 taza de azúcar) y para las personas que siguen dietas para perder peso.

Azúcar de coco

El azúcar de coco se obtiene a partir del néctar o savia de los cocoteros, que se extrae realizando un corte en la parte floreciente del fruto. A continuación, el néctar recolectado se cuece a fuego lento durante 45-90 minutos y se reduce hasta obtener un azúcar de aspecto similar al azúcar moreno. Es el endulzante tradicional natural en el Sudeste Asiático.

Las palmeras cocoteras crecen de forma natural y abundante en cualquier parte de las áreas tropicales, y conocen pocas enfermedades, por lo que no requieren de pesticidas o químicos para crecer. Además, durante el proceso de obtención del azúcar de coco no se añaden químicos ni aditivos, únicamente calor, de modo que es un endulzante natural y libre de químicos.

■ **Índice glucémico.** Tiene un IG bajo (35), por lo que puede sustituir al azúcar de forma saludable. Es rico en vitaminas B (B1, B2, B3 y B6), potasio, zinc y hierro. Su poder endulzante es el mismo que el del azúcar integral de caña.

Siempre que compremos azúcar de coco debemos asegurarnos de que es 100% azúcar de coco, pues en ocasiones para abaratar precios (es realmente caro) se mezcla con azúcar moreno dada su similitud.

Estevia (*Stevia rebaudiana*)

La estevia es una planta originaria de Sudamérica que ha sido cultivada y utilizada como edulcorante y planta medicinal por el pueblo guaraní durante, al menos, mil quinientos años. Tiene un sabor dulce natural, pero no contiene moléculas de azúcar.

La estevia se puede consumir en hoja fresca o seca, o como edulcorante, ya sea en polvo, extracto líquido o pastillas. Pero cuidado con lo que nos venden como estevia, pues muchas veces el contenido en estevia de los preparados comerciales es mínimo, de no más de un 2%. Por eso debemos revisar bien todas las etiquetas y buscar productos a base de estevia de calidad.

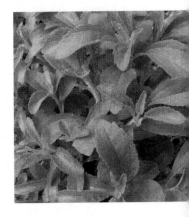

Lo ideal sería consumir las hojas frescas o secas de la estevia, que podemos pulverizar para usar en nuestros platos.

■ **Índice glucémico.** No contiene calorías y su IG es 0. Sus hojas pueden ser consumidas frescas, en infusión o como ingrediente dentro de la comida. Investigaciones médicas han demostrado sus beneficios en el tratamiento de la obesidad, la diabetes y la hipertensión arterial.

La estevia consumida fresca o en infusión actúa como regulador del nivel de azúcar en la sangre, pues estimula la actividad del páncreas. También regula la tensión y es capaz de reducir la ansiedad por la comida, por lo que ayuda a perder peso.

Las dosis utilizadas con fines medicinales son:

- En hoja fresca: cuatro hojas tiernas tomadas dos veces al día.

- En hoja seca: en forma de infusión, dos veces al día. Se emplea una cucharadita de postre rasa (2 g) por infusión.

La estevia en gotas, extracto o polvo no tiene propiedades medicinales y solo tiene poder endulzante.

165

■ **Poder endulzante.** Sus hojas tienen una capacidad edulcorante entre 30 y 45 veces mayor que la de la sacarosa (el componente principal del azúcar). Si se emplea como edulcorante en forma de polvo o líquida, puede endulzar hasta trescientas veces más que el azúcar. Modifica el sabor de los alimentos.

La siguiente es la conversión estimada entre la estevia y el azúcar, aunque dependerá de la concentración de esteviósidos de la estevia que compremos:

1 cucharada de azúcar = 6-9 gotas de extracto líquido de estevia.

1 cucharada de azúcar = 1 pizca de polvo de estevia.

1 cucharada de azúcar = ½ cucharada de hojas secas.

■ **Estevia en la cocina.** La estevia no funciona tan bien como el azúcar para preparar alimentos horneados y requiere la utilización de más levadura para obtener el mismo resultado que con el azúcar. En cocina se puede utilizar como hoja seca triturada, extracto líquido o polvo.

Otros endulzantes

Melazas de cereales

■ **¿Qué son y cómo se obtienen?** La melaza se obtiene a partir de la fermentación de los granos integrales de distintos cereales, ya sean cebada, arroz, trigo o maíz. La más nutritiva es la de cebada.

El proceso de fermentación aumenta el valor nutritivo de estos cereales y hace la melaza más digestiva que el propio cereal. Es el endulzante habitual en cocina macrobiótica. Su IG es elevado y endulza la mitad que el azúcar, por lo que necesitamos utilizar mucha cantidad para obtener el dulzor deseado.

Xilitol

El xilitol es un alcohol de azúcar que se encuentra en muchas frutas y verduras, tales como la coliflor, las fresas, las frambuesas y los arándanos, pero también en el maíz y el abedul, que es de donde se extrae habitualmente por razones económicas.

■ **Índice glucémico.** Tiene un IG bajo y no eleva los niveles de azúcar e insulina en sangre, por lo que se utiliza en productos para diabéticos.

Lo encontramos en la lista de aditivos como E-967 y se emplea en la mayoría de los chicles «sin azúcar». El maltitol es otro alcohol de azúcar de uso común, pero este sí dispara los niveles de azúcar en sangre.

■ **Ventajas e inconvenientes frente al azúcar.** No requiere insulina para su metabolismo, lo que lo convierte en un sustituto del azúcar apto para diabéticos. Posee propiedades antibacterianas a nivel bucal, de modo que disminuye el riesgo de caries. Las bacterias responsables de la aparición de las caries no son capaces de alimentarse de xilitol, al contrario de lo que ocurre con la sacarosa, de modo que, al no tener alimento, no proliferan. El xilitol inhibe, además, la formación de placa y sarro, y también ayuda a combatir las cándidas y la otitis; sin embargo, su consumo en altas dosis produce diarrea.

En el intestino, el xilitol se une al calcio para facilitar su absorción y esto ayuda a aumentar la densidad ósea; por esta razón, en Estados Unidos se utiliza como una terapia para la osteoporosis.

Como inconveniente, hay que destacar que en ocasiones lo que nos venden en el mercado es xilitol altamente manufacturado y procedente del almidón de maíz (transgénico, por descontado).

167

■ **Poder endulzante.** Tiene, aproximadamente, el mismo poder endulzante que la sacarosa o azúcar (1 cucharada de xilitol equivale a 1 cucharada de azúcar).

■ **Empleo en la cocina.** Es apto como endulzante en infusiones, zumos, batidos, helados, etc. Interfiere en la fermentación de las levaduras, por lo que no se puede utilizar para elaborar pan y horneados.

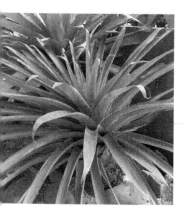

¿Qué endulzante utilizaremos?

El dulzor natural de las frutas y la estevia son el mejor endulzante, aunque en ocasiones esta última no es fácil de manejar en la cocina porque su intenso sabor modifica el de los platos y su uso en horneados resulta complicado.

La estevia en hojas es terapéutica y sus infusiones resultan beneficiosas, pero si buscamos un endulzante versátil en nuestra cocina que no perjudique ni nuestra salud ni nuestro bolsillo, lo tenemos más difícil.

El endulzante ideal debería poseer un CG bajo, no producir inflamación, ser rico en antioxidantes, no tener efectos secundarios para la salud y ser lo más natural posible.

Riqueza en antioxidantes

En un estudio en el que se buscaba la mejor alternativa al azúcar refinado, se investigó cuál era el endulzante natural más rico en antioxidantes, y se comprobó que aunque en el azúcar integral de caña su cantidad era muy alta, el más rico en antioxidantes era la melaza de caña.

La cantidad de antioxidantes fue intermedia en la miel y el sirope de arce, y muy baja o inexistente en el azúcar refinado, el jarabe de maíz o el agave refinado.

CG e IG bajos

Los endulzantes con menor CG son la estevia, el agave, los orejones secos, el azúcar de coco y el xilitol.

Presencia de nutrientes

La fruta seca y la miel de calidad son ricos en vitaminas, fibra y enzimas, y tienen efecto prebiótico. El azúcar de coco y el sirope de yacón de buena calidad también aportan nutrientes interesantes.

Beneficios para la salud

La estevia y el xilitol pueden favorecer la salud.

En resumen:

■ Los orejones de albaricoque son una excelente alternativa a la estevia, así como los zumos de frutas. El azúcar de coco y el sirope de yacón parecen ser aconsejables, pero su precio es elevado. El xilitol de abedul es una buena alternativa, siempre que no se abuse de él.

■ Con moderación y ocasionalmente podemos endulzar con miel, sirope de agave, azúcar mascabado, azúcar integral de caña y sirope de arce. Aportan excelentes resultados en repostería casera.

■ Debemos evitar el azúcar refinado, la fructosa artificial y los edulcorantes artificiales, salvo el xilitol de abedul.

LOS ALIMENTOS COMO MEDICAMENTO

Hay una serie de sustancias en los alimentos con potencial anticáncer porque inhiben el proceso de carcinogénesis y son capaces de reparar daños en el ADN celular. Entre estas sustancias bioactivas encontramos los fitoquímicos, la fibra alimentaria, los probióticos y determinadas vitaminas, minerales y aminoácidos.

Estas sustancias bioactivas se están empleando ya como medicamentos (sea directamente o como profármacos), de forma que la frontera entre la farmacéutica y la nutrición es cada vez más fina, con muchos investigadores estudiando este campo.

Cada vez más medicamentos derivan de productos naturales, algunos presentes en nuestra dieta habitual. Como venían anunciando los pioneros naturistas hace más de un siglo, podemos lograr una salud plena y la prevención de determinadas enfermedades crónicas (como el cáncer, la diabetes o la obesidad) simplemente con unos criterios higiénicos y terapéuticos muy sencillos y una buena alimentación, es decir, con un buen aporte de nutrientes y fitoquímicos. Disponemos cada vez de más estudios para esclarecer el papel exacto que los componentes de los alimentos desempeñan en la salud.

Fitoquímicos.
«La quimioterapia de los alimentos»

Los alimentos, además de aportar nutrientes, contienen una serie de sustancias que nos protegen de las enfermedades crónicas. A estas sustancias se las ha denominado «fitoquímicos» o «fitonutrientes».

Los fitoquímicos son sustancias biológicamente activas que se encuentran en los alimentos de origen vegetal y, aunque no son nutrientes esenciales para la vida (por lo menos a corto plazo), tienen efectos positivos en la salud. Se encuentran de forma natural en las plantas (frutas, vegetales, legumbres, cereales integrales, frutos secos, semillas, setas, hierbas aromáticas y especias), y nunca en la leche animal o en la carne.

Aunque se hallan en cantidades muy pequeñas (microgramos o miligramos por cada 100 gramos de alimento) en los alimentos que las contienen, su acción es de lo más beneficiosa para las personas con cáncer, pues se ha comprobado que actúan como inhibidoras del cáncer.

Las plantas, al contrario que los animales, no pueden huir cuando son atacadas, por lo que para defenderse de plagas, insectos e invasores han desarrollado los fitoquímicos. Todos los vegetales contienen diversos fitoquímicos responsables de sus propiedades organolépticas (color, olor y sabor) y, cuando los ingerimos, actúan como auténticas medicinas naturales. Disponemos, pues, de una auténtica farmacia a nuestro alcance en el mundo vegetal; solo tenemos que incorporarla a nuestra cocina.

Los fitoquímicos tienen la capacidad de:

- Estimular el sistema inmunitario.
- Bloquear los carcinógenos presentes en la comida y bebida que ingerimos, así como en el aire que respiramos.
- Reducir la inflamación que estimula el crecimiento del cáncer.
- Prevenir daños en el ADN celular y reparar las células ya dañadas.
- Reducir el estrés oxidativo que daña las células y puede originar el cáncer.
- Retardar el crecimiento de las células cancerígenas.
- Estimular el suicidio o apoptosis de las células malignas.
- Regular nuestras hormonas.

Los vegetales son la clave

Se han identificado, hasta el momento, miles de fitoquímicos y cada día se descubren nuevas propiedades de estas maravillosas sustancias presentes en el mundo vegetal. Los resultados son muy prometedores y se ha demostrado que pueden bloquear el proceso tumoral y actuar como una verdadera terapia. No se sabe cuál es la dosis efectiva en humanos para la mayoría de los fitoquímicos, porque gran parte de los estudios se han centrado por ahora en animales. En todo caso, y al igual que han venido insistiendo los pioneros de la medicina natural durante años, no se necesitan demasiados argumentos para convencernos de que comer vegetales en abundancia es lo mejor para nuestra salud.

Podemos añadir fitoquímicos en nuestra dieta

■ Sigue una alimentación variada donde abunden las frutas, verduras y especias. Da prioridad a las variedades con color y sabor más intenso. Recuerda que, cuanto más pigmentado es un vegetal, más fitoquimicos contiene.

■ Nuestra alimentación puede parecerse al arco iris. Cuanto más colorido sea tu plato, más fitoquímicos contendrá y, por tanto, más beneficios te aportará.

■ Prefiere los alimentos a los suplementos. Los fitoquímicos de los alimentos se absorben mejor que los suplementos, además de existir en los vegetales vitaminas y minerales que favorecen su efecto. Siempre es mejor el alimento que el suplemento.

■ Trata de consumir alimentos ecológicos, frescos y de temporada, pues contienen muchos más fitoquímicos.

Entre los fitoquímicos más destacados encontramos...

■ **Carotenoides** (*betacarotenos, licopeno, luteína, xantofilas*). Tomate, calabaza, naranja, batata, albaricoque, melón, sandía, té verde, brócoli, vegetales de hoja verde y algas.

■ **Flavonoides** (*antocianinas, rutina, resveratrol, hesperidina, naringina, luteolina, quercetina*). Naranja, limón, pomelo, grosella, uva negra, mosto de uva y vino tinto, apio, perejil, diente de león, orégano, perejil, menta romero, albahaca, cilantro, comino, hinojo, bróquil, coles de Bruselas, té verde, legumbres, aceitunas, manzana, ebolla, soja, cúrcuma, granada y algas.

■ **Glucosinolatos** (glucósidos bociogénicos): Verduras crucíferas.

■ **Ácido fítico.** Salvado de cereales (avena, arroz, centeno), frutos secos y legumbres, y productos fermentados de la soja.

■ **Isoflavonas.** Soja y derivados.

■ **Lignanos.** Semillas de lino y de sésamo, salvado de trigo, cebada y avena.

■ **Clorofila.** Vegetales de hoja verde.

Los utensilios

La destrucción de las vitaminas también depende del recipiente utilizado. El aluminio destruye más vitaminas que el acero inoxidable, por ejemplo. Los fitoquímicos también son muy sensibles al calor y al método de conservación. Veamos el ejemplo de los glucosinolatos presentes en las crucíferas, que son sensibles a la cocción y a la congelación.

¿Por qué es imprescindible la fibra?

La fibra facilita la evacuación intestinal y, por tanto, nos ayuda a evitar el estreñimiento, ¡pero no solo eso! También es necesaria porque los tóxicos se adhieren a ella.

Una parte de las plantas comestibles es resistente a la acción de nuestras enzimas digestivas y, por tanto, no la podemos metabolizar. Se encuentra en las frutas, las verduras, la cubierta de los cereales y las legumbres, es decir, únicamente en alimentos vegetales. Así que la fibra no se digiere, pero es vital para la salud. Nos la podemos imaginar como un papel adhesivo al que se van pegando parte de las sustancias tóxicas y potencialmente cancerígenas que se encuentran en el intestino.

La fibra soluble se disuelve en agua y se encuentra sobre todo en las legumbres, la avena, la cebada, la manzana, las frutas cítricas, los frutos rojos y la zanahoria. La fibra insoluble, en cambio, no se disuelve en agua y se encuentra en los cereales integrales y en especial en el salvado, las semillas, los vegetales de hoja verde (lechuga, espinacas, acelga, repollo y brócoli) y algunas frutas, como la uva y las frutas secas.

¿Hemos de añadir fibra a nuestra dieta?

Los alimentos vegetales ricos en fibra dietética nos protegen contra el cáncer, en especial, del cáncer colorrectal, de boca, faringe, laringe, esófago y estómago.

La **fibra insoluble**, sobre todo la lignina de las semillas de lino, es especialmente importante para controlar el nivel de colesterol en sangre. Además, esta fibra es la más efectiva contra el estreñimiento al aumentar el volumen y el peso de las heces, diluir en ellas sustancias nocivas y acelerar su eliminación del cuerpo.

La **fibra soluble**, por su parte, retrasa el vaciamiento gástrico y, por tanto, reduce el tiempo de elevación de glucemia tras las comidas. De modo que, en caso de querer controlar la glucosa en sangre, lo ideal es ingerir fibra soluble. Ambas fibras tienen un efecto saciante y son útiles para controlar el peso corporal.

¿Cuánta fibra es suficiente?

Se recomienda consumir 30 gramos de fibra al día para prevenir el cáncer, lo que significa consumir al menos cin-

ALIMENTOS	FIBRA QUE CONTIENEN (G)
Lentejas cocidas, 100 g	8
Copos de salvado de cereales, 250 g	7
Patata horneada con piel	4
Brócoli, 100 g	3
Manzana con piel mediana	3
Plátano	3
Naranja	3
Fresas, 250 g	3
Espaguetis de trigo integral, 100 g	3
Cebada cocida, 100 g	3
Zanahorias cocinadas, 100 g	2
Arándanos, 125 g	2
Arroz integral cocido, 100 g	2
Pan integral, 1 rebanada	2
Espinacas crudas, 250 g	1
Albaricoques secos, 2 unidades	1
Espaguetis blancos, 100 g	1
Pan blanco, 1 rebanada	1
Arroz blanco cocido, 100 g	0

co porciones de verdura y fruta, además de alguna ración de cereales integrales o legumbres.

■ Añade una abundante ración de vegetales en tus almuerzos y cenas.

■ Toma fruta y frutos secos como tentempié.

■ Consume con frecuencia cereales integrales y legumbres.

Poco a poco

Ingerir grandes cantidades de fibra (más de 60 gramos al día) o empezar a consumir de repente gran cantidad puede provocar algunas molestias digestivas. Lo mejor es añadir alimentos ricos en fibra a nuestra alimentación poco a poco y beber mucha agua.

COCINAR LOS ALIMENTOS

El fuego entra en acción

Al someter los alimentos al efecto del calor, estos sufren modificaciones: cambia su sabor, color, aroma y también sus nutrientes. Según cómo los cocinemos podremos aprovechar al máximo los beneficios que nos ofrecen o bien anularlos o, incluso, generar sustancias con potencial cancerígeno. Así, lo ideal es seguir ciertas pautas:

■ Consumir los alimentos lo más frescos posible. En el frigorífico y a temperatura ambiente, los alimentos pierden progresivamente su contenido en vitaminas. Lo ideal es «de la huerta a la mesa».

■ No almacenar los alimentos congelados durante mucho tiempo. Los nutrientes se pierden de forma progresiva.

■ Prestar atención a los métodos de cocción saludables. Cocinando durante el mínimo tiempo y a baja temperatura.

■ No recalentar nuestras elaboraciones.

■ No pelar la fruta y la verdura, salvo que procedan de agricultura convencional. En la piel se concentra la mayoría de nutrientes y fitoquímicos. Lavar con agua fría y cepillar.

En resumen, hay que cocinar… ¡sin empobrecer los alimentos!

Veamos cuáles son las técnicas culinarias más y menos aconsejables.

Técnicas culinarias saludables.
Los alimentos crudos

Sin duda es la forma más sana y nutritiva de ingerirlos, pues cuando calentamos un alimento por encima de 45 °C, se empiezan a destruir las enzimas que facilitan su digestión, al igual que las vitaminas sensibles al calor, como las vitaminas C y B; los minerales pasan de ser orgánicos a inorgánicos y son más difíciles de asimilar; y las proteínas se desnaturalizan y se digieren con más dificultad. Por tanto, para aprovechar al máximo los nutrientes, lo mejor es no perder tiempo calentando alimentos y consumirlos tal como nos los ofrece la naturaleza.

Crudos y frescos

Los alimentos crudos son ricos en enzimas, algunas de las cuales son necesarias para que las sustancias anticancerígenas de los alimentos se activen, como es el caso del ajo y del brócoli.

Si son crudos y frescos, son especialmente ricos en fitoquímicos y, por tanto, constituyen la forma más sencilla de tomar a diario un medicamento que nos ayuda a prevenir el cáncer.

Fibra

Los vegetales crudos son también muy ricos en fibra, lo que previene el estreñimiento y, por ende, el cáncer de colon. Comer los alimentos crudos es la forma de ingerirlos que menos estrés digestivo produce en el organismo, la que menos toxinas genera y la que más nutrientes aporta. También resulta beneficioso para controlar los niveles de glucemia, ayudándonos a prevenir el cáncer y la diabetes, así como previene la candidiasis.

177

El consumo de abundante fruta y verdura cruda se ha asociado con una disminución en el riesgo de padecer cáncer y con un aumento en las tasas de supervivencia tras padecerlo. En el caso del cáncer de esófago, la ingesta abundante de alimentos crudos puede reducir su aparición en un 70%.

Cocción imprescindible

Hay alimentos que, sin embargo, sí debemos cocinar para poder consumirlos, como las patatas y la clara del huevo, pues contienen una sustancia llamada «antitripsina» que se opone a la acción de la enzima tripsina, indispensable para realizar la digestión de las proteínas. Al someter estos alimentos a la cocción, se destruye la antitripsina y, por tanto, las proteínas se digieren mejor.

Las legumbres se pueden consumir crudas si están germinadas, pero se digieren mejor cuando se cocinan.

No siempre crudos

Durante el tratamiento del cáncer, la mucosa intestinal puede estar irritada y al enfermo le puede costar ingerir alimentos crudos; en ese caso lo recomendable es cocinar al vapor. Además, los pacientes intervenidos de cáncer de colon también pueden mostrar dificultades para consumir alimentos crudos en abundancia.

Cocción en medio líquido o húmedo

Al vapor

El método de cocción al vapor consiste en cocinar los alimentos únicamente con vapor de agua, sin sumergirlos ni en agua ni en aceite. Cocinar al vapor es una forma rápida y muy saludable de preparar los alimentos porque apenas se pierden nutrientes, además de ligera y sabrosa, porque está exenta de grasa y los alimentos no pierden ni su sabor ni su aroma, conservando intacta su textura y su color. También es un método muy limpio, ya que los alimentos no se pegan y los utensilios no necesitan una limpieza especial.

Vaporera

Para cocinar al vapor suele utilizarse una vaporera, un recipiente con agujeros donde se ponen los alimentos y que se coloca sobre una olla que contenga agua hirviendo, la cual no debe tocar los alimentos de la vaporera. Esta, a su vez, debe encajar en la olla, sin introducirse dentro de ella. También se puede cocinar al vapor colocando una rejilla sobre un wok y, sobre ella, un cesto de bambú, una vaporera o un plato con comida.

La mayoría de los vegetales se pueden cocinar en un tiempo de entre cinco y diez minutos. Lo ideal es que la vaporera sea de cristal o vidrio, y en su defecto optar por una de acero inoxidable.

Existen vaporeras eléctricas programables que cuentan con varios recipientes para colocar los alimentos por separado, perfecta para quienes cocinan al vapor de forma habitual. Entre sus ventajas encontramos la posibilidad de programar el tiempo de cocción y poder dedicarnos a otros menesteres culinarios.

La Thermomix incorpora un recipiente para cocinar al vapor («Varoma») que es de plástico, por lo que no resulta la mejor opción, pero al menos es de polipropileno, el menos tóxico de los plásticos.

También podemos optar por los hornos de vapor, que ofrecen una cocción homogénea y un sistema de regulación electrónica del vapor que evita que los alimentos se cocinen en exceso.

Hervir

Consiste en cocinar el alimento en agua en ebullición (100 °C). Es una de las técnicas más utilizadas en la cocina y puede ser saludable si se tienen en cuenta una serie de recomendaciones.

Con el hervido se pierden vitaminas, sobre todo las hidrosolubles (como las vitaminas C y B) y minerales que pasarán al caldo de cocción. La cantidad de vitaminas destruidas varía mucho según la duración y temperatura de cocción.

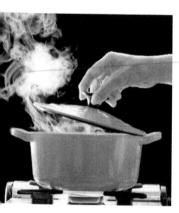

Algunos fitoquímicos son muy sensibles al calor, como es el caso de los glucosinolatos presentes en el brócoli y la coliflor. Así, si hervimos el primero durante diez minutos, la cantidad de glucosinolatos se reduce en un 50%.

En el caso de los ácidos grasos omega-3, cuando se somete al efecto del calor, se transforma en grasas saturadas nada beneficiosas; a más temperatura, más grasas saturadas y menos omega-3.

Con el hervido, no solo se pierden nutrientes; también se modifica el sabor, color y aroma de los alimentos. A mayor tiempo de cocción y temperatura, más se alteran los alimentos.

Los caldos de cocción de las verduras se pueden reutilizar (pero solo si la verdura es ecológica porque si no contendrán restos de pesticidas) para hacer sopas, cremas, salsas, etc.

Por encima de los 100 °C la pérdida de vitaminas, fitoquímicos y nutrientes es elevada, por lo que deberíamos cocinar por debajo de los 90 °C para aprovechar al máximo los nutrientes que nos ofrece la Naturaleza.

Se puede hervir a partir de agua fría en el caso de los alimentos que necesiten un largo tiempo de cocción, como son las legumbres o los cereales. Lo ideal para los vegetales es hervir con agua caliente, añadiendo el vegetal cuando el agua ya está hirviendo; de esta forma se pierden menos nutrientes y se evita la sobrecocción.

Algunos consejos para minimizar la pérdida de nutrientes con el hervido

■ Cocina a fuego lento, es decir, a unos 85-90 °C. El agua solo debe hacer burbujitas. En caso de que hierva de forma violenta podemos cortar el hervor con agua fría.

■ Utiliza alimentos frescos y de temporada. Descarta los vegetales en conserva, precocidos o congelados.

■ No dejes los alimentos en remojo. Lávalos bajo el grifo con agua fría.

■ Cocina los alimentos en trozos grandes, salvo cuando quieras preparar un caldo de cocción donde interese que pasen el máximo número de nutrientes al caldo. En ese caso, trocea las verduras muy pequeñitas.

■ Cocina durante el mínimo tiempo. El escaldado puede ser una buena opción para el brócoli.

■ Añade los alimentos cuando el agua ya esté caliente. Lleva el agua a ebullición, añade los alimentos y baja el fuego al mínimo.

■ Cocina con poca agua y nunca tires el caldo de cocción. ¡Viva la sopa!

Escaldar

El escaldado y el escalfado son dos alternativas al hervido tradicional en las que se pierden menos nutrientes y se conserva más el sabor y la textura del alimento.

El escaldado es una cocción muy corta en abundante agua hirviendo. El tiempo oscila de varios segundos a tres minutos. Esta técnica precisa de un rápido enfriamiento a continuación bajo un chorro de agua fría, para detener la cocción del alimento. Es ideal para cocinar el brócoli.

Escalfar o pochar

Consiste en cocer un alimento en un líquido, ya sea agua o leche, a una temperatura inferior al punto de ebullición. Sería el equivalente a cocinar a fuego lento.

Cocción en seco

Al baño María

Método que consiste en poner el alimento a cocer en un recipiente que se introduce en otro más grande con agua caliente, sin dejar que esta llegue a hervir. El agua nunca entra en contacto con el alimento. Resulta ideal para recalentar alimentos previamente preparados.

Cocción en medio graso

Sofreír

Técnica que se utiliza para cocinar las verduras antes de hacer un guiso. Se vierte un poco de aceite sobre una olla o sartén ancha, se calienta y se añaden las verduras, que se cocinarán a fuego lento. Con el sofrito los ingredientes se van calentando poco a poco, desprenden su sabor y adoptan el del aceite.

Es un método ideal para elaborar una base para los platos llena de sabor. Para sofreír bien tenemos que remover con frecuencia. El tiempo de cocción será el necesario para que los ingredientes se ablanden, sin que lleguen nunca a quemarse ni dorarse.

Sofríe con aceite de oliva virgen extra y recuerda utilizar muy poco aceite, solo el justo para que los alimentos no se peguen. Para disminuir la temperatura del sofrito, puedes añadir una pequeña cantidad de agua a la sartén, que hará que la temperatura disminuya y los aceites se oxiden menos.

Cocción mixta

Guisar

Combina la cocción en aceite a baja temperatura (sofrito) con la cocción en agua a fuego lento. Primero se sofríen los alimentos y después se cuecen a baja temperatura el tiempo necesario. Es una de las técnicas más utilizadas en la preparación de exquisitos platos de cuchara en la dieta mediterránea.

Estofar

Esta técnica se utiliza para cocinar alimentos que requieren una cocción lenta y prolongada para que queden tiernos. Resulta ideal para las legumbres.

Técnicas no recomendables

Una cocción mal hecha puede no solo destruir vitaminas y fitoquímicos, sino también generar sustancias tóxicas. Esto es especialmente importante en el caso de la carne, pues cuando se prepara a la parrilla se generan sustancias cancerígenas, como el benzopireno.

Cocción en seco

A la parrilla, a la brasa y a la barbacoa

Se trata de los métodos de cocción menos recomendables y consisten en colocar los alimentos sobre una parrilla o rejilla, y esta sobre el fuego o las ascuas. Durante este tipo de cocción se generan benzopirenos, unos hidrocarburos policíclicos aromáticos potencialmente carcinógenos.

Cuando una carne o pescado, principalmente su grasa, se someten a un calentamiento excesivo (+300 °C), se for-

183

man dichos compuestos tóxicos, de manera que su presencia es directamente proporcional a la temperatura y al tiempo de cocción.

Si la temperatura es inferior (por ejemplo, 200 °C), pero el tiempo de exposición es largo (más de treinta minutos), también pueden formarse los benzopirenos. Cuanto más quemado y negruzco esté el alimento, más benzopireno contendrá.

El benzopireno que se ingiere a través de esta técnica de cocción procede de tres fuentes diferentes. Por un lado, se genera al quemar la madera o el carbón: si el humo toca el alimento ya estaremos ingiriendo benzopirenos y, si además, la carne se quema o calienta en exceso, otra dosis irá a parar al cuerpo. Por otro lado, también se generan benzopirenos a través de las gotas de grasa desprendidas de la carne, en contacto con el carbón o las ascuas.

En el café y en el humo de leña

El benzopireno está considerado una sustancia peligrosa debido a su potencial tóxico para la salud. Tras largos periodos de consumo, el benzopireno puede desencadenar cambios en el ADN y originar un cáncer, pero no solo los consumimos a través de las barbacoas, sino también cuando tomamos una taza de café (se libera durante el proceso del tostado) o una tostada quemada, o cuando consumimos alimentos ahumados, una pizza o un pan hecho al horno de leña (en el humo de la madera hay benzopirenos). También desprende benzopirenos el humo de los coches y los cigarrillos.

Otros cancerígenos

Además de formarse benzopirenos mediante estos métodos de cocción, se generan aminas heterocíclicas y acrilamida, reconocidos cancerígenos.

¿Cómo disfrutar ocasionalmente de una barbacoa y minimizar la absorción y generación de benzopirenos?

■ No quemar los alimentos. Solo deben dorarse ligeramente.

■ Asar durante poco tiempo, nunca más de treinta minutos.

■ No cocinar directamente sobre el fuego o las ascuas; mejor hacer una barbacoa con carbón vegetal o cocinar sobre una resistencia eléctrica tipo grill o tostadora.

■ Tomar como acompañamiento una gran ensalada con muchas hojas verdes, pimiento rojo y cebolla. Estos alimentos reducen la absorción de los benzopirenos.

■ Cocinar carnes con poca grasa, pues en esta se acumulan más los benzopirenos.

A la plancha

Con este método se cocinan los alimentos utilizando una fuente muy caliente y uniforme de calor. De este modo, el alimento se dora por fuera y queda jugoso por dentro. No se emplean ni grasas ni aceites, y puede ser saludable si se tiene cuidado de que el alimento no se queme; de lo contrario, será perjudicial para la salud. Podemos cocinar a la plancha, pero «vuelta y vuelta».

Horneado a alta temperatura

El horno puede ser perjudicial cuando se utiliza a más de 200 °C durante más de treinta minutos. Conviene emplearlo siempre a menos de 180 °C y durarte el menor tiempo posible.

Tostar

Este método consiste en cocer un alimento al fuego sin utilizar grasa ni aceite. Mediante este proceso se extrae la **185** humedad del alimento de tal modo que adquiere un color dorado y una consistencia crujiente. En algunos casos, también permite realzar su sabor.

De todos modos, no es un método recomendable, pues se pierden nutrientes y, si se alcanzan altas temperaturas, pueden crearse benzopirenos.

Para tostar se pueden usar diferentes elementos, como una sartén (sin aceite), un horno o una tostadora, entre otros.

En macrobiótica se emplea mucho esta técnica con las semillas para que desprendan su aroma. En el caso de tostar las semillas de lino o sésamo, el omega-3 y omega-6 saludables presente en ellas puede perderse y convertirse en grasas dañinas.

Cocción en medio graso

Freír

Es una forma rápida y sabrosa de cocinar, pero resulta muy poco saludable. Freír consiste en sumergir los alimentos en una materia grasa caliente, a una temperatura muy superior a la de cocción en agua. Al freír los alimentos, se empapan de la grasa con la que cocinemos, lo cual comporta que cojamos peso y nuestras digestiones sean más pesadas. Al calentar los aceites o mantecas a alta temperatura, se crean sustancias tóxicas para el organismo.

■ **Las freidoras.** Cuando freímos en freidora, se alcanzan los 200 °C con facilidad, y ya hemos visto que esto es poco recomendable para la salud debido a la creación de benzopirenos.

■ **El punto de humeo.** Nunca deberíamos freír a más de 160 °C, y los aceites jamás deben humear al calentarlos. Si se alcanza el punto de humeo por un descuido, es mejor que desechemos el aceite y volvamos a empezar la fritura.

ACEITE	CALIDAD	PUNTO DE HUMEO
Aceite de coco	Sin refinar	177 °C
Aceite de lino		107 °C
Aceite de oliva	Virgen extra	160 °C
	Virgen	216 °C
Aceite de sésamo	Refinado	210 °C
Aceite de soja	Refinado	232 °C
Aceite de girasol	Sin refinar	107 °C
Refinado		232 °C
Margarina		182 °C
Manteca de cerdo		77 °C

El punto de humeo de un aceite coincide con el punto de calentamiento en el que se hace visible el humo que desprende la acroleína de las grasas.

Cuando se alcanza el punto de humeo, además de liberarse las acroleínas, se forman benzopirenos y otras aminas con potencial cancerígeno.

■ **Aceites refinados.** Los aceites no refinados y, por tanto, de mejor calidad, son los más sensibles al calor; los refinados aguantan mejor las altas temperaturas, ¡pero son los menos recomendables! Durante el proceso de refinado los ácidos grasos del aceite se convierten en grasas trans, muy dañinas para el organismo y generadoras de inflamación en nuestros tejidos. Además, para refinar los aceites, estos deben someterse a altas temperaturas, con lo que se generan benzopirenos. También se les añade sosa cáustica para lograr el proceso de refinado. Evita estos aceites a toda costa.

■ **Aceites para freír.** Los mejores aceites para freír son el aceite de oliva virgen y el de coco, porque resisten mejor que otras grasas las altas temperaturas, y son más estables y menos absorbentes para los alimentos. El aceite de coco es rico en grasas saturadas de cadena media.

El aceite de oliva, aunque es bueno para freír, pierde cualidades al ser llevado a altas temperaturas, ya que sus ácidos

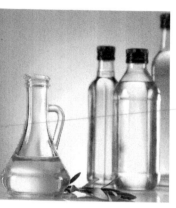

grasos insaturados se convierten en saturados y pasan de ser grasas saludables a convertirse en grasas perjudiciales. Además, el contenido en polifenoles también disminuye.

Al freír, las grasas se alteran: los omega-3 y los omega-6 son especialmente sensibles al efecto del calor. Los primeros son muy importantes para prevenir el cáncer y se encuentran principalmente en las semillas de lino y en el pescado azul. Cuando el pescado azul se fríe, el contenido en omega-3 decae de forma drástica y estos se transforman en grasas poco recomendables. El pescado azul frito es, pues, una opción poco saludable, por lo que es mejor cocinarlo al vapor o estofarlo.

■ **Evitar oxidación.** Para que estos ácidos grasos se oxiden lo mínimo posible al cocinarlos, necesitamos añadir en su preparación antioxidantes como tocoferoles (contenidos en el aceite de oliva), ácido ascórbico o vitamina C (limón y otros cítricos), polifenoles y antocianos (vino y sidra) y el carnosol y el ácido carnósico (romero). Preparar un pescado estofado en un jugo de vino, limón y aceite de oliva al que le añadamos unas ramitas de romero es una perfecta opción para conservar al máximo su omega-3.

■ **Freír lo menos posible.** El consumo frecuente de alimentos fritos se ha relacionado con un mayor riesgo de cáncer, por lo que hay que freír lo mínimo posible.

Consejos a tener en cuenta a la hora de freír

■ No mezcles distintos tipos de aceites. Cada tipo de aceite tiene un punto de ebullición diferente que daría lugar a la formación de sustancias tóxicas, cuando el que aguante menos temperatura se empiece a quemar.

■ No añadas aceite nuevo al usado.

■ Evita el sobrecalentamiento de los aceites friendo a baja temperatura. Si el aceite humea, ya está quemado y se habrán generado sustancias tóxicas. No frías en freidora, mejor en sartén. De este modo la fritura no será tan profunda ni se alcanzarán temperaturas tan altas.

■ Antes de ponerlos a freír en la freidora o la sartén, los alimentos deben estar siempre bien secos. El agua de la superficie favorece la descomposición del aceite, pudiéndose producir reacciones no deseables como la oxidación y el enranciamiento prematuro del aceite.

■ Cuando frías, no tapes la sartén. Los benzopirenos son volátiles y se eliminan en parte durante la fritura si esta no se cubre. Aunque ensucie más, no uses tapaderas a la hora de freír.

■ No reutilices el aceite. Lo ideal sería usar el aceite una sola vez y luego desecharlo.

■ Los mejores aceites para freír son los de oliva y coco. Evita los refinados.

■ Una vez frito el alimento, deja que escurra el aceite sobre un colador de acero inoxidable. No utilices coladores de plástico, pues cuando se ponen en contacto con alimentos calientes libera bisfenol A. El papel absorbente no es mucho mejor en este sentido.

Trucos y recomendaciones para una cocina sana

■ Lo ideal es consumir el máximo posible de alimentos crudos en forma de ensaladas, gazpachos, batidos, zumos, etc.

189

◼ La cocina al vapor es una opción muy saludable. Hazte con una vaporera.

◼ Para crear saludables y sabrosos guisos, combinaremos el sofrito ligero de las verduras con la posterior cocción a baja temperatura; esto es ideal para platos de cuchara y arroces. Guisaremos como nuestras abuelas, a fuego lento y con mucho amor y cariño.

◼ Las sopas y cremas son una forma ideal de no perder nutrientes a pesar de la cocción. En el caldo de cocción van a quedar los nutrientes que se pierden al cocinar.

◼ Añade siempre las verduras en agua caliente. Con las legumbres puedes usar agua fría, pues requieren mayor tiempo de cocción. Cocina siempre a baja temperatura, el agua no debe hervir a borbotones; solo debe haber pequeñas burbujitas en nuestra olla.

◼ Elige alimentos frescos y de temporada. Si esto no es posible, mejor congelados que en conserva.

◼ Hornea siempre a menos de 180 °C y el menor tiempo posible. Puedes cocinar a la plancha, pero evitando que los alimentos se quemen.

◼ Elimina las barbacoas y parrillas de tu cocina. Y también los fritos (todo tipo de fritos) hasta donde sea posible.

Los utensilios de cocina.
Una cocina equipada con menaje saludable

◼ **Batidora potente y picadora.** Nos sirve para batir, mezclar y amasar. Cuanto más potente sea, mejor quedarán nuestros batidos verdes. Las más potentes del mercado son las batidoras tipo Vitamix, pero si tu economía no lo permite, busca una batidora potente de brazo con un accesorio para picar.

◼ **Cepillo.** Lo usaremos para cepillar frutas y verduras. El ideal es el fabricado con fibras de coco.

- **Colador.** Lo elegiremos de acero inoxidable.
- **Cuchara.** De madera, la emplearemos para remover.
- **Cuencos y recipientes con tapa.** Preferiblemente de cristal. Son muy versátiles e ideales para reservar alimentos. Son fáciles de lavar y pueden guardase en el congelador.

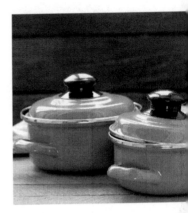

- **Licuadora o extractor de zumos.** Para preparar zumos frescos, lo ideal es un extractor de zumos, que nos dará zumos más nutritivos y sabrosos que con una licuadora. Jarra para hacer leches vegetales. Con una batidora y un colador también podemos prepararlas, pero estas máquinas nos facilitan la tarea.
- **Molinillo de semillas.** No todas las batidoras y picadoras son capaces de moler las semillas, pero con un molinillo de café podremos hacerlo.
- **Mortero.** Sirve para majar, moler y mezclar especias, semillas y frutos secos.
- **Ollas y cacerolas.** No deben contener antiadherente de teflón (en la etiqueta ha de indicar que están libres de PFOA. Lo ideal es que no estén fabricadas con nanotecnología ni metales pesados. Evita las de antiadherente cerámico y elige las que estén reforzadas con titanio o, en su defecto, utiliza las de acero inoxidable de buena calidad, procurando que no se rayen (remover siempre con cuchara de madera). Para las sartenes seguiremos el mismo criterio.
- **Rallador.** Útil para cortar y rallar todo tipo de verduras.
- **Robot de cocina.** Es aparatoso y en algunos casos bastante caro, pero puede ser muy práctico. Permite amasar, triturar, moler, batir, mezclar, emulsionar, hervir y cocinar

al vapor. Si lo tenemos, podremos prescindir del molinillo, de la batidora y del mortero. El Thermomix es uno de los más populares y permite elegir la temperatura de cocción y cocinar por debajo de 100 °C. Tiene el inconveniente de que algunos de sus materiales son de plástico. El tapón es de policarbonato, así que sustitúyelo por uno de otro material.

■ **Sartenes.** Con dos tamaños es suficiente. Evita el antiadherente de teflón (lo mismo que para las ollas).

■ **Spirali o mandolina.** No es imprescindible, pero nos va a ayudar a preparar vistosos platos al permitirnos elaborar tallarines y espaguetis de verduras.

■ **Tabla de cortar.** Lo ideal es que sea de madera o bambú de buena calidad.

■ **Vaporera.** Es perfecta para cocinar saludable al vapor. Lo ideal es que sea de cristal; en su defecto, de bambú o acero inoxidable.

Finalmente, los hornos microondas no estarán en nuestra cocina.

LOS MATERIALES EN LA COCINA

Materiales no recomendables

En la medida de lo posible, descartaremos el plástico y el PFOA de nuestra cocina.

Teflón

Es un material sintético llamado «PFTE» (polifluorotetraetileno), inventado por la multinacional DuPont en el año 1938. Aunque la mayoría lo conocemos como un antiadherente de color negro de los utensilios de cocina, tiene múltiples aplicaciones: en el revestimiento de cables y aviones; en componentes de naves espaciales, prótesis médicas y motores; en trajes espaciales, lentillas, mangueras, pinturas, barnices, alfombras, membranas que impermeabilizan ropas y calzados, etc.

El peligro del teflón reside en el APFO o PFOA (ácido perfluoro octánico, también conocido como «C-8»), una sustancia prácticamente indestructible y acumulativa. El APFO o C-8 es un material necesario para la adhesión de cualquier antiadherente a su base, y la razón de que esta sustancia resulte peligrosa en el teflón es que la superficie del teflón se deteriora rápidamente, no es estable y sus partículas no tienen la dureza necesaria para evitar que el C-8 se volatilice. Si bien sus cualidades antiadherentes son buenas, no lo es su durabilidad; por esta razón, han aparecido alternativas al teflón que no utilizan PFOA.

■ **Toxicidad del teflón.** Se habla de la emanación de productos químicos tóxicos, al calentarse el teflón por encima de 160 °C, que pueden matar a un pájaro que se encuentre cerca. El APFO se halla también en embalajes de patatas fritas, palomitas, hamburguesas, etc.; se comporta como un disruptor endocrino, y se le ha relacionado con tumores hormonodependientes.

Si se decide utilizar utensilios revestidos con teflón, hay que tener cuidado de no someterlos a temperaturas elevadas (por ejemplo, en los fritos, ya que la temperatura en el momento de agregar los alimentos es superior a 200 °C; salteados u horneados) y desecharlos en cuanto la superficie sufra algún deterioro (ralladuras, roces, erosiones, etc.).

Plásticos

Los plásticos que encontramos en tantas aplicaciones de la vida diaria son altamente contaminantes en su producción. Tan solo una mínima parte son biodegradables y pocos son reciclables.

Contienen sustancias que actúan en nuestro organismo como disruptores hormonales, interfiriendo en las funciones del sistema hormonal, lo que causa graves alteraciones (a las que son más sensibles fetos y niños): cambios genitales, esterilidad, cáncer, alteraciones del tiroides y diabetes.

Los principales disruptores son:

■ **Ftalatos.** Hacen flexibles los plásticos.

■ **Bisfenol A o BPA.** Se utiliza para fabricar plásticos. Está contenido en el plástico policarbonato (PC) y en el PVC. Se encuentra presente en biberones y botellas de agua, equipamiento deportivo, dispositivos médicos y dentales, composites dentales y sellantes, cristales orgánicos, CD y DVD, y electrodomésticos varios. Forma parte del recubrimiento de casi todas las latas de comida y bebida, y también se usa como fungicida.

En contacto con los alimentos, una parte de los disruptores pasa a ellos inevitablemente, por lo que en la cocina deberíamos anular los plásticos o, al menos, no deberíamos usarlos para calentar ni poner comida caliente, grasas, líquidos o ácidos. El calor y el tiempo de exposición son factores determinantes para el paso de los disruptores al alimento.

El **estireno** es una sustancia que puede filtrarse del poliestireno o plástico número 6 al calentarse. Se encuentra en las bandejas de comida de espuma de poliestireno, en los envases de cartón de los huevos, vasos desechables, recipientes de comida para llevar y cubiertos de plástico opaco.

El estireno ha sido considerado por la Agencia Internacional de Investigación sobre el Cáncer (IARC) como posible cancerígeno para los seres humanos, así que evítalo a toda costa.

El polipropileno (PP) es el único plástico recomendado por la OMS para estar en contacto con alimentos por su estabilidad, tanto con ácidos como con alcalinos, y por su resistencia al calor.

Revisa las etiquetas y rechaza los envases de PC (7), PVC (3) y PS (6). Sabemos que es difícil evitar los plásticos, pues los encontramos en todas partes y, aunque no los queramos usar en nuestra cocina, o al menos evitarlos siempre que sea posible, no sabemos si un alimento ha estado en contacto con ellos antes de llegar a nosotros, ni conocemos la contaminación que puede suponer cada contacto. Entonces, ¿qué podemos hacer?

■ No comprar alimentos envasados: no a las latas, tetra-bricks, botellas de plástico y alimentos frescos envueltos en plástico, film y bandejas de porexpán.

■ No a los alimentos almacenados en bolsas de plástico: ni a la hora de hacer la compra ni para guardarlos en la nevera.

■ No conserves los alimentos en recipientes de plástico.

■ No calientes la comida ni la conserves caliente en envases de plástico.

■ ¿Plásticos seguros? Hasta donde se sabe hoy día, son seguros el polipropileno y la resina Tritan. El problema es que, cuando nos indican con un símbolo que el plástico utilizado es polipropileno o cualquier otro, eso solo indica que ese es el plástico mayoritario, pero puede haber hasta seiscientos componentes más en ese material y, muchos de ellos, tóxicos. En algunos envases ya indican si está libre de bisfenol A, por lo que busca aquellos con el símbolo «BPA free» o «No BPA».

Alternativas

■ Sustituir el plástico en que conservamos los alimentos por vidrio.

■ Utilizar bolsas de tela para hacer la compra.
■ La silicona garantizada y de buena calidad es fiable (es recomendable la silicona platino).

Hay que tener mucho cuidado con las siliconas con plastificantes y que no puedan certificar sus colorantes. Otros materiales no recomendables son el aluminio, el hierro colado y el cobre.

Materiales seguros y recomendables

Consideramos materiales seguros aquellos que no transmiten ninguno de sus componentes al alimento y que no reaccionan con él. Hasta el día de hoy, serían los siguientes:

■ **Vidrio.** Está fabricado básicamente con sílice, cal y sosa. Es un material inerte y no poroso. Los recipientes de vidrio pueden utilizarse para conservar los alimentos o calentar en ellos, siendo totalmente inocuos y estables. Son útiles, por ejemplo, en las teteras, los hervidores de agua o las tazas.

■ **Esmaltados de porcelana.** El esmaltado es el acabado vítreo de la cerámica. Los esmaltados de porcelana que no estén rallados ni desconchados no desprenden ningún componente tóxico.

■ **Barro.** Los utensilios de barro, para ser seguros, no deben estar barnizados y, en caso de tener esmalte, deben certificarnos que no contienen plomo.

■ **Silicona.** Es un polímero sintético de los silicatos y se obtiene a partir de sílice de arena. En la actualidad su uso está ampliamente difundido en moldes, espátulas y otros utensilios que, además de ser antiadherentes, son flexibles. La silicona es estable e inerte, no reacciona al estar en contacto con los alimentos y resiste temperaturas desde la congelación al horneado. Hay diversas calidades de silicona y diferencias en su flexibilidad, duración y precio. La de calidad superior es la denominada «silicona platino» por su estabilidad, durabilidad y flexibilidad.

Cuando elijamos un utensilio de silicona, debemos asegurarnos de que los colorantes que contiene no son tóxicos.

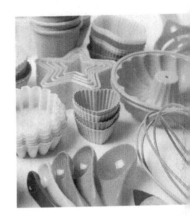

■ **Titanio.** Es un metal inerte y atóxico, de gran dureza y resistencia, y que no produce alergias, por lo que se utiliza en cirugía y para prótesis e implantes.

También hay utensilios de cocina que lo incorporan en su revestimiento, dando lugar a un antiadherente muy resistente y estable. No existen utensilios de cocina 100% titanio.

■ **Cerámica en utensilios de corte.** Los cuchillos de cerámica son una alternativa perfecta a los tradicionales de acero inoxidable. Los ideales son los elaborados con cerámica-zirconio de alta calidad.

Al cortar con acero inoxidable se produce una transferencia de iones metálicos en la zona de corte del alimento, lo que se evita con los utensilios de cerámica japonesa. Con esta cerámica se fabrican también mandolinas, peladores, ralladores y molinillos; todos ellos nos aseguran que no se produce transferencia de ningún material tóxico a los alimentos con los que están en contacto.

■ **Madera y bambú.** Son los materiales tradicionales para tablas de corte, cucharas y espátulas. Con la aparición de los plásticos se creyó que superaban a la madera en higiene, pero se ha comprobado que en las tablas de madera y bambú no hay crecimiento bacteriano si están limpias, y no tienen por qué impregnarse de olores ni sabores si tratamos su superficie con aceite de vez en cuando.

Hay que tener en cuenta que las tablas de plástico rápidamente quedan deterioradas en su superficie, dando lugar a múltiples hendiduras y desperfectos que igualmente son asiento de microorganismos.

La mejor opción es utilizar el material más duro posible, para que la superficie se mantenga íntegra, y procurar una limpieza adecuada; por ello elegimos tablas de bambú, que consideramos las más resistentes e indeformables.

■ **Acero inoxidable.** El acero inoxidable es una aleación de hierro con carbono, a la que se añaden algunos metales pesados en diferentes proporciones para obtener distintas características.

El conocido acero 18/10 de las baterías de cocina o cuberterías significa que en su composición contiene 18 partes de níquel y 10 de cromo. El acero inoxidable es bastante estable en contacto con los alimentos, pero libera pequeñas cantidades de estos metales a la comida, por lo que no deben utilizarlo, por ejemplo, personas con alergia al níquel y/o al cromo.

El más aconsejable es el acero quirúrgico (T-304), ya que no es poroso, aunque siempre hay que tener cuidado con las ralladuras y deterioros de la superficie.

LISTA DE LA COMPRA

Antes de empezar a cocinar vamos a llenar nuestra despensa con los principales ingredientes de la cocina anticáncer. ¡Que no falten estos alimentos en tu despensa y en la cesta semanal! Proponemos una lista de la compra que incluye también más observaciones y consejos.

- **Frutas.** Abundante fruta de temporada, principalmente frutas de color rojo (cerezas, fresas, arándanos, moras, granadas, etc.), manzanas, limones y cítricos, melocotón, albaricoque, limón y sandía.
- **Germinados.** Alfalfa, judía, rabanitos, bróquil y judía mungo.
- **Hierba del trigo** (y de cebada). Ver Integral 000.
- **Hortalizas y verduras.** De hoja verde, como lechuga, espinacas, acelgas, canónigos, berros, rúcula; ajo morado, cebolla, puerro, tomate crudo, zanahoria, calabaza, apio, aguacates, pimiento, pepino, calabacín; verduras crucíferas: brócoli, colifor y col nabo.
- **Setas.** Shiitake, maitake, reishi y champiñones.
- **Hierbas aromáticas y especias.** Cúrcuma, pimienta negra en grano (para moler en molinillo), jengibre crudo, semillas de mostaza, curry, garam masala, laurel, orégano, tomillo, romero, perejil, cilantro, albahaca, comino, canela, anís estrellado y cardamomo.
- **Legumbres.** Lentejas, garbanzos, alubias, azukis, lenteja roja y lenteja mungo.
- **Cereales.** Arroz integral, mijo, quinoa, trigo sarraceno, copos de avena, cebada, pasta integral, harina integral de espelta y harina integral de centeno.
- **Semillas.** Lino, girasol, calabaza, sésamo y chía.
- **Frutos secos.** Almendras, nueces, pasas, avellanas, piñones y anacardos.
- **Algas.** Kombu, wakame, espagueti de mar, agar-agar (en copos, para repostería y como gelificante) y nori (para el sushi).
- **Condimentos.** Aceite de oliva virgen extra de primera presión en frío; aceite de lino, sal marina sin refinar, gomasio (sésamo con sal marina), tamari (salsa de soja), miso, vinagre de manzana, chucrut.

■ **Infusiones.** Té verde y estevia en hojas.

■ **Endulzantes.** Estevia en hoja seca o fresca, estevia en gotas o polvo, sirope de ágave (de absorción lenta), miel ecológica, dátiles, uvas pasas, orejones y azúcar de coco.

■ **Varios.** Huevos bio (ecológicos), tempeh, pescado azul, leche vegetal (de avena, de coco y también de arroz y de soja de calidad), vino tinto ecológico, chocolate negro 85% y cacao en polvo sin azúcar.

Planificando el menú.
Qué alimentos incluyo y cuáles no

La ciencia trabaja concienzudamente para intentar resolver esta duda: ¿qué alimentos debe contener nuestro menú y en qué cantidades? A medida que progresa en el estudio de la nutrición humana, sus recomendaciones van cambiando. Veamos algunos ejemplos:

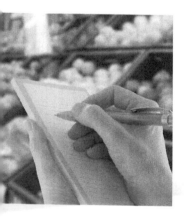

■ **La cantidad de proteínas a consumir** recomendada ha ido descendiendo a lo largo del tiempo. Antes se estimaba que era necesario ingerir 1 gramo de proteínas por kilo de peso corporal y en la actualidad se considera que es suficiente con 0,8 gramos. También se recomendaba que el aporte de proteínas proviniese de la carne de forma prioritaria y hoy día se aconseja limitar el consumo de carne y dar prioridad a legumbres y pescado como fuente de proteínas. Las poblaciones más longevas y más saludables, como la población japonesa, consumen muy poca carne y mucha menos proteína de la recomendada por la OMS.

■ **Fitoquímicos.** Hasta hace poco se creía que los fitoquímicos (polifenoles , etc.) presentes en la fruta y los vegetales eran inútiles, y se prefería que no hubiera demasiados en los alimentos. Actualmente, se ha demostrado que estas sustancias no tienen un valor nutricional, pero nos protegen frente a las enfermedades cardiovasculares y el cáncer; por eso se hace ahora tanto hincapié en que se consuma fruta y verdura. Todos conocemos el anuncio que recomienda tomar cinco piezas al día de fruta y verdura.

■ **Fruta y vegetales a diario.** Incluiremos al menos 500 gramos de fruta y vegetales al día. Consumir 200 gramos de fruta y verdura al día reduce en un 3% el riesgo de padecer cáncer de cualquier tipo, y cuanto mayor sea el consumo de estos alimentos, menor riesgo existe de padecer cáncer.

Daremos prioridad al consumo de vegetales frente a las frutas, por su mayor aporte nutricional, alto contenido en fitoquímicos y bajo contenido en azúcares

■ **Hortalizas y verduras.** Debe consumirse un mínimo de 300 gramos al día. Añádelos en todas las comidas y cenas, y da prioridad a los vegetales anticáncer. Cuantos más y más variados, mejor.

- Deberíamos consumir a diario vegetales de hoja verde, al menos 100 gramos. Puedes tomarlos en forma de ensaladas, batidos verdes o zumos.

- Consume al menos tres veces por semana crucíferas, dando especial prioridad al brócoli.

- Consume dos ajos al día y media cebolla. Añádelos a tus guisos, sopas y arroces.

- El tomate, la calabaza, el pimiento, la zanahoria y el calabacín deben consumirse con gran frecuencia en temporada.

- Limita el consumo de patatas sin piel, boniato, yuca y ñame por su alto IG.

■ **Frutas.** Toma, como mínimo, dos piezas de fruta al día (unos 200 gramos). Varía la fruta que consumas, pero escógela de temporada y a ser posible local.

Frutas más cercanas: manzana roja, naranja, mandarina, limón, fresas, cerezas, granada, moras, arándanos, chirimoya, uva negra, melocotón, albaricoque, ciruela, sandía y melón. Las frutas de los países tropicales son: acaí, noni, guayaba, mango, papaya y piña.

■ **Grasas saludables.** Consume grasas saludables a diario en forma de aguacates aceites, semillas y frutos secos. Ten en cuenta que nuestro objetivo es obtener un equilibrio omega-3 / omega-6 de 1:1.

Las semillas de lino y de chía, y el aceite de lino son la mejor fuente de omega-3, así que tómalos a diario. En el caso de las semillas de lino, se recomienda una cantidad de entre una y dos cucharadas diarias; de aceite de lino, una cucharada al día. El aceite debe ser ecológico de primera extracción en frío, envasado en una botella opaca y conservarse en el frigorífico como máximo un mes desde el momento de su apertura. Nunca lo uses para cocinar; consúmelo en crudo.

Se recomienda tomar nueces, avellanas, anacardos, almendras, semillas de girasol y de calabaza porque son fuente de omega-6 saludables y, en menor cantidad, de omega-3. La cantidad recomendada es de un puñado diario.

Consume semillas germinadas: son brotes de vida donde abundan las proteínas, las vitaminas y los fitoquímicos.

El aceite de oliva virgen extra nos aporta omega-9 y ácido oleico. Consume unas 4-6 cucharadas al día. El resto de aceites vegetales no son recomendables por su alto aporte en omega-6, salvo el aceite de germen de trigo, que puede emplearse en crudo para ensaladas. Evita el aceite de girasol refinado y las margarinas para cocinar, pues contienen grasas perjudiciales.

El consumo frecuente de aguacate es recomendable por su alto contenido en ácido oleico. El aceite de coco y el de lino de buena calidad pueden ser otras grasas saludables.

■ **Especias y plantas aromáticas anticáncer.** La principal especia anticáncer que debes añadir a tu dieta es la cúrcuma. Incluye, como mínimo, una cucharadita de postre (5 g) al día, mezclada con pimienta negra.

Otras especias y aromáticas que debemos incorporar en nuestras comidas: jengibre, clavo, chile, canela, cardamomo, comino, anís estrellado, perejil, orégano, albahaca, tomillo, romero, cilantro, etc.

■ **Cereales integrales cada día.** (No todos son cereales en sentido estricto). En la cocina daremos prioridad al arroz, la quinoa, la avena, la cebada y el trigo sarraceno.

El centeno, el kamut y la espelta son especialmente recomendables en repostería y para elaborar pan, pues son los más horneables. Lo ideal es consumir pan integral con masa madre.

Limita la ingesta de trigo y de maíz por su alto IG y excesiva manipulación de sus semillas.

Da prioridad al consumo de granos enteros. Con menor frecuencia consume pasta y pan, en contadas ocasiones toma bollería y repostería, preparadas siempre con harinas integrales y sin azúcar blanquilla.

Descarta los cereales y las harinas refinadas, así como el seitán. Di adiós al pan blanco, la pasta y el arroz blanco.

Ojo con el pan que nos venden muchas panaderías como integral, pues no suele ser más que pan preparado con harina blanca de trigo a la que se le ha añadido un poco de salvado. El pan integral es el elaborado exclusivamente con harinas integrales.

203

■ **Más legumbres.** Las legumbres son una excelente fuente de proteínas y fibra. Combínalas en una misma comida o a lo largo del día con cereales integrales para obtener un completo aporte de proteínas. Por ejemplo, potaje de lentejas con arroz o garbanzos con mijo.

■ **Algas.** Son ricas en calcio y hierro, así como en sustancias anticáncer. Añádelas a las ensaladas o al caldo de cocción cuando cocines legumbres y arroces (3-5 veces por semana).

■ **Pescado.** Los no vegetarianos tomarán pescado 2-3 veces por semana, preferiblemente azul; de esta manera estarán ingiriendo grasas saludables tipo omega-3, muy importantes en la prevención del cáncer, y vitamina B12, difícil de encontrar en el mundo vegetal.

Es preferible consumir pescado azul pequeño, tipo boquerón, sardina, jurel y caballa, por estar menos contaminado por metales pesados. Descarta el atún, el pez espada, el emperador y el salmón. Del pescado blanco, los más recomendables son la merluza, el lenguado y el bacalao (sin sal).

No tomes pescado de piscifactoría o acuicultura, pues es alimentado con piensos ricos en omega-6 y se les añaden harinas en su alimentación. Busca siempre la etiqueta que indique que el pescado es de pesca extractiva. El salmón, la dorada y la lubina suelen proceder de piscifactoría.

El marisco no es aconsejable, pues se ha relacionado su consumo con el cáncer de colon. Los científicos aseguran que puede acumular unas toxinas venenosas llamadas «DSP» (Diarrhetic Shellfish Poisonin), como el ácido ocadaico, que pueden ocasionar infecciones gastrointestinales (síndrome DSP) y, además, estimular el crecimiento de los tumores, en especial el cáncer de colon. Estas toxinas se acumulan principalmente en mejillones, ostras, almejas y vieras.

No tomes pescado frito; mejor crudo, al vapor u horneado a baja temperatura.

■ **Setas.** Las setas estimulan el sistema inmunitario y ayudan a mantener a raya las células tumorales. Las setas shiitake, maitake y reishi son las más estudiadas en la lucha contra el cáncer. Champiñones, boletus, níscalos (o rovellones), setas de cardo (gírgolas), etc., son también recomendables (4 veces por semana).

■ **Huevos.** Los huevos no contienen propiedades anticáncer, pero nos van a aportar proteínas y vitamina B12, E y D. Consume huevos ecológicos: busca en el código del huevo el número 0 al inicio, para asegurarte de que es eco. Rechaza los que comiencen por 2 o 3, pues proceden de gallinas que han vivido hacinadas, que se han alimentado de piensos ricos en omega-6 y que no han recibido la luz del sol.

La mejor forma de consumirlos es cociéndolos o en forma de revuelto de verduras o tortilla de verduras o setas (2-3 veces por semana).

Bebidas saludables

■ **Agua.** Nuestra principal bebida debe ser el agua, tomada siempre que el cuerpo la pida. Si consumes abundantes vegetales y frutas, sopas, cremas, batidos y zumos caseros, e infusiones, tu cuerpo te pedirá poca agua. Si, por el contrario, basas tu alimentación en carnes, cereales refinados, productos salados, etc., tu cuerpo te pedirá mucha agua, ya que estos alimentos carecen de ella.

■ **Té.** La segunda bebida que debes consumir es el té verde y las infusiones. Toma tres tazas de té verde al día.

■ **Café.** Sobre el café hay estudios contradictorios. Unos dicen que puede aumentar el riesgo de padecer cáncer y otros que nos protege frente a él. Parece ser que la diferencia se encuentra en el proceso de cultivo, manipulación y preparación del café. El grano de café es rico en vitamina B2 y una buena fuente de antioxidantes, como el ácido clorogénico, el ácido quínico, el cafestol, el kahweol y el N-metilpiridinio.

El problema del café muchas veces es el acompañamiento: azúcar, leche condensada, nata, leche entera, bebidas alcohólicas, etc. Si bebes café (no más de una taza al día), ten en cuenta estas recomendaciones:

- Rechaza el café torrefacto (el que sirven en cafeterías lo es habitualmente). No le añadas leche entera ni azúcar.

- Elige café de tueste natural en grano con olor a café. Muélelo en casa con un molinillo y, si deseas añadirle algo más, que sea leche vegetal y estevia como endulzante. El café debería tener un olor y sabor frescos, nunca rancio. Si el café no tiene un aroma agradable, lo más probable es que esté rancio o sea de mala calidad.

- No utilices una cafetera con filtros, pues suelen estar tratados con blanqueantes. Es preferible una cafetera de acero inoxidable o hervir el café con agua.

- Elige café ecológico siempre que sea posible.

- El café descafeinado contiene menos antioxidantes pero, además, la cafeína quizá no es la sustancia más perjudicial que contiene. El proceso de descafeinado es discutible (se utilizan materias inorgánicas, como el benzol).

■ **El resveratrol del vino.** (¡Qué gran excusa se ha descubierto para los que quieren beber alcohol!). Si lo deseas, puedes tomar vino tinto. La dosis adecuada es una copa al día en mujeres y dos en hombres. Para conseguir el aporte óptimo de resveratrol, es preferible consumir mucha uva negra en temporada, en lugar de vino.

Cuando salgas fuera de casa, puedes tomar zumos naturales frescos; en España es fácil encontrar zumo de naranja en la mayor parte de los bares y restaurantes; si no, vino tinto y, en último lugar, cerveza.

■ Olvídate de los zumos industriales, bebidas gaseosas y azucaradas, bebidas para deportistas, aguas aromatizadas y bebidas con alta graduación alcohólica (licores, whisky, ron, vodka, etc.).

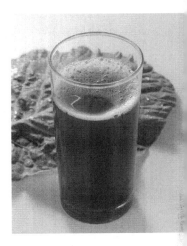

¿Qué alimentos no incluimos?

Lácteos

En la dieta anticáncer de la Dra. Odile Fernández no se incluyen lácteos. Su consumo se ha relacionado con el cáncer de próstata y existe, al parecer, cierta relación con el cáncer de ovario y endometrio. También se ha observado que las personas con intolerancia a la lactosa que consumen lácteos y derivados tienen más riesgo de padecer cáncer de ovario, pulmón y mama que quienes no los consumen. Se estima que el 65% de la población mundial adulta es intolerante a la lactosa sin saberlo (en España, el 54%).

La intolerancia a la lactosa puede cursar con síntomas inespecíficos a nivel digestivo, como náuseas, dolor abdominal, retortijones o espasmos, hinchazón y distensión abdominal, gases y flatulencias, diarrea, heces pastosas y flotantes, vómitos y enrojecimiento perianal. A nivel sistémico, pueden experimentarse síntomas como fatiga, cansancio, dolores en extremidades, problemas cutáneos, alteraciones de la concentración, nerviosismo, trastornos del sueño, etc.

207

■ **Intolerancia a la lactosa.** Se ha comprobado que las personas con intolerancia a la lactosa que no consumen leche ni derivados padecen menos cáncer que aquellas que presentan esta intolerancia y siguen consumiendo lácteos. Aunque también hay que señalar que no todos los estudios apuntan a que la leche esté relacionada con el cáncer; de hecho existen investigaciones que informan de que el yogur puede protegernos del cáncer de colon.

Mucha gente padece síntomas de intolerancia a los lácteos, por ejemplo, gases o pesadez cuando toman un vaso de leche, pero como tienen tan inculcado que la leche es buena, siguen consumiéndolos. Escucha a tu cuerpo y tú mismo notarás si toleras bien los lácteos o no.

■ **Proteínas y calcio.** Las proteínas lácteas, según algunos estudios, tienen una fuerte relación con algunas patologías, como alergias respiratorias (asma), acné, mucosidades, algunas enfermedades autoinmunes y cáncer. La ingesta de proteínas lácteas aumenta los niveles de IGF-1. En ocasiones se recomienda consumir lácteos por su aporte de calcio, argumentando que es el único que se absorbe bien. El calcio de los lácteos se absorbe en un 32,1%; en cambio, el calcio del brócoli se absorbe en un 61,3%; el de la coliflor, en un 68,6%; el de la col rizada, en un 49,3%, y el del sésamo, en un 20,8%, según los datos publicados por la Asociación Americana de Dietética.

■ **¿Leche después del destete?** Otro argumento en contra del consumo de leche es la gran prevalencia de intolerancia a la lactosa, el azúcar de la leche, entre la población mundial. Si observas la Naturaleza, podrás comprobar que ningún animal toma leche después del destete, salvo el humano. No estamos diseñados para tomar leche después de ese momento.

■ **Un consumo muy ocasional.** Si deseas consumir lácteos ocasionalmente, es mejor que elijas productos fermentados, como yogur, kéfir o queso que procedan de cabra u oveja, dado que sus proteínas son más similares a las de la leche materna.

Al igual que la carne, procura que sean de ganadería ecológica. Cómpralos sin saborizantes y sin edulcorar y, si lo deseas, añádeles un endulzante saludable.

■ **Otros alimentos a descartar:**

- Las harinas refinadas, el arroz, el pan blanco, el azúcar blanco, la pastelería y la bollería industrial de tu alimentación.

- Los alimentos procesados y precocinados, así como a snacks y aperitivos salados.

- La margarina, las grasas hidrogenadas y los aceites refinados.

- Las carnes. Si no puedes eliminarlas todas, descarta las carnes rojas y los embutidos, y limita el consumo de carnes blancas todo lo que piedas.

¿Dieta vegana, pesco-vegetariana u omnívora? ¿Cuál es la naturaleza del ser humano?

Este es el punto de vista de la Dra. Odile Fernández:

La alimentación de los animales omnívoros (osos, jabalíes, chimpancés, etc.) se basa en leche materna durante la lactancia, vegetales, semillas, raíces, frutas y productos animales de forma ocasional (huevos, pescado o pequeñas criaturas). Estos animales no toman leche de otra madre que no sea la suya. El humano es el único animal que sigue tomando leche después del destete.

■ **Nuestra anatomía.** La alimentación de los omnívoros es principalmente vegetariana, con un consumo ocasional de proteína animal. Nuestras características físicas indican que así es como debería ser nuestra alimentación.

Nuestros dientes e intestino están diseñados para una alimentación omnívora. El intestino por su tamaño, forma y estructura presenta un aspecto intermedio entre carnívoros y herbívoros. Nuestros colmillos son pequeños, al contrario de los de los carnívoros, y tenemos abundantes molares, que son prácticamente iguales que los de otros omnívoros.

■ **La herencia del miedo.** Hasta los tiempos documentados más remotos, la historia arqueológica indica claramente que los humanos mantenían una dieta omnívora que incluía la carne. Nuestros ascendientes fueron cazadores y recolectores desde el principio. Al comenzar la domesticación de las fuentes alimentarias, incluyeron tanto animales como plantas.

■ **En armonía con la naturaleza.** En nuestra dieta anticáncer vamos a intentar respetar y vivir en armonía con la Naturaleza consumiendo los alimentos que nos ofrece la madre tierra de forma natural (recuerda que la pizza no crece en los árboles). Vamos a respetar nuestra naturaleza omnívora, y tal como hacen los omnívoros vamos a priorizar la alimentación vegetal y a otorgar un pequeño papel a la proteína animal, le daremos la importancia justa para asegurarnos un buen aporte de vitamina B12.

Con una dieta pesco-vegana estaremos cubriendo nuestras necesidades nutricionales al 100%, y tomando una auténtica dieta anticáncer, pues basaremos nuestra alimentación en los alimentos adecuados para ese propósito. En la alimentación anticáncer, los huevos y la carne son opcionales y deben añadirse en pequeñas cantidades.

Insistimos en que las personas que consumen más vegetales y frutas son las que menos cáncer padecen. Por el contrario, el consumo de grasas y proteína animal en altas cantidades se ha asociado a un aumento del riesgo de padecer cáncer.

■ **Más proteína animal = más cáncer.** Consumir más de 80 gramos de carne roja al día incrementa de forma significativa nuestro riesgo de padecer cáncer de colon. Según el estudio del doctor Campbell, está demostrado que las dietas hiperproteicas que implican un alto consumo de carne y lácteos predisponían a padecer cáncer.

En resumen, nuestra alimentación debe ser predominantemente vegetal con consumo de cantidades limitadas de pescado y huevo y muy poca o nula carne.

La alimentación media de los europeos y estadounidenses es rica en azúcar, carne, grasas saturadas y grasas trans, así como en alimentos refinados y procesados. Los vegetales brillan por su ausencia.

■**¡Hay una salida!** En la alimentación anticáncer vamos a reducir el consumo de carne y charcutería, el de materias grasas, productos lácteos y alimentos azucarados y refinados. Vamos a multiplicar e, incluso, cuadruplicar el consumo de vegetales, frutas, legumbres y cereales integrales. Vamos a dar prioridad a las proteínas vegetales frente a las de origen animal; reducir el aporte de carbohidratos de absorción rápida y sustituirlos por los de absorción lenta, y vamos a aumentar el consumo de fibra y reducir el aporte de grasa animal.

■**¿Hemos de ser vegetarianos, para seguir una alimentación anticáncer?** No es obligatorio abandonar el consumo de carne y pescado, pero sí debemos limitar la carne todo lo posible. Comemos demasiada carne y esto no resulta beneficioso para la salud. La dieta vegetariana es muy saludable y, de hecho, se ha demostrado que los vegetarianos viven más y sufren menos enfermedades crónicas.

■ **Comida vegetariana… ¡pero saludable!** No todos los vegetarianos siguen una dieta sana y equilibrada. Si no comemos proteína animal, pero basamos nuestra dieta en

211

el consumo de pan blanco, pasta, galletas, pizza y patatas fritas, nos sentiremos cansados, aumentaremos de peso y enfermaremos. Un omnívoro con una dieta variada puede alimentarse mejor que un vegetariano devorador de pan blanco y bollería.

Lo importante, pues, no es ser o no vegetariano, sino comer de forma saludable, añadiendo a la alimentación los alimentos anticáncer y eliminando en la medida de lo posible los poco saludables.

■ **Estadísticas.** Seguir una dieta vegetariana se ha asociado con un menor riesgo de cáncer colorrectal en comparación con los no vegetarianos. La alimentación está muy relacionada con este cáncer.

La carne roja está vinculada a un mayor riesgo y los alimentos ricos en fibra dietética se han asociado a uno menor. En un estudio con 77.659 participantes se detectaron 380 casos de cáncer de colon y 110 casos de cáncer de recto, y se estudió la alimentación de los participantes en relación con este tipo de cáncer. En comparación con los no vegetarianos, los vegetarianos presentaban un 22% menos riesgo de padecer todos los cánceres colorrectales, un 19% menos riesgo de cáncer de colon y un 29% menos riesgo de cáncer rectal. Y si nos centramos en el tipo de alimentación vegetariana concreta, los veganos, con respecto a los no vegetarianos, tenían un 16% menos riesgo de cáncer colorrectal, un 18% menos los ovolactovegetarianos, un 43% menos los pesco-vegetarianos (con algo de pescado) y un 8% menos los flexivegetarianos (comen carne y pescado, pero poca cantidad). Por tanto, parece que lo ideal es la alimentación piscivegetariana, que es la que os proponemos aquí.

■ **Veganos, vitamina B12 y proteínas.** Para quienes, por motivos de salud o ética, opten por una dieta vegana, hay que tener en cuenta una sola precaución: obtener un adecuado aporte de vitamina B12.

La dieta vegana se basa en el consumo exclusivo de alimentos de origen vegetal, eliminando pescado, carne, huevos y lácteos.

Como los fitoquímicos se encuentran, exclusivamente, en el mundo vegetal, esta dieta va a ser la que más sustancias con propiedades anticáncer nos aporte. El problema de esta alimentación está en el posible déficit de B12 que nos puede suponer seguirla durante mucho tiempo. En veganos se recomienda tomar un suplemento de B12 sobre todo en el caso de niños, embarazadas y personas enfermas.

Para obtener el beneficio pleno de una dieta vegana, quienes la sigan deben cumplir con uno de los siguientes puntos:

• Consumir alimentos enriquecidos dos o tres veces al día para obtener, al menos, 3 microgramos (mcg o µg) de B12 diarios, o bien

• Tomar un suplemento de B12 diario que proporcione, al menos, 10 microgramos, o bien

• Tomar un suplemento de B12 semanal que proporcione, al menos, 2.000 microgramos.

■**¿Podemos estar bien nutridos con proteínas vegetales?** El cuerpo humano puede obtener todos los aminoácidos esenciales de la variedad natural de proteínas vegetales ingeridas a diario, sin tener que tomar grandes cantidades de proteínas. Los alimentos vegetales tienen pocas proteínas, pero las que tienen son de verdadera calidad, aunque su valor biológico no sea tan alto como la proteína animal.

La Dra. Frances Moore Lappé, premio Nobel alternativo 1987, ha demostrado que la combinación de determinados alimentos, como los cereales y las legumbres, aumenta el valor proteico que estos poseen por separado. Y, como afirma la Dra. Fernández: «Los potajes de la dieta mediterránea se cocinan utilizando una gran variedad de verduras, una legumbre y un puñadito de arroz. Aquí tenemos una perfecta combinación de proteínas en un solo plato. Además, no tenemos que estar pendientes de combinar proteínas en un solo plato, pues ya las obtendremos a lo largo del día».

En su último libro, *Guía práctica para una alimentación y vida anticáncer*, podemos encontrar toda clase de recetas y combinaciones para la hora de desayuno, el almuerzo y la cena, así como batidos y zumos verdes, una auténtica fuente vital de clorofila, que es un potente fitoquímico anticáncer.

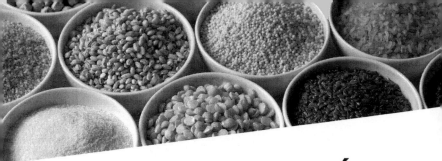

BIBLIOGRAFÍA

Arvay, Clemens, G. *El efecto Biofilia*. Ed. Urano.

Barnard, Dr. Neal. *Alimentos que combaten el dolor*. Ed. Paidós.

Béliveau, Dr. Richard y Gingras, Dr. Denis. *Los alimentos contra el cáncer*. Ed. RBA

Béliveau, Dr. Richard y Gingras, Dr. Denis. *Recetas con los alimentos contra el cáncer*. Ed. RBA

Bradford, Montse. *La nueva cocina energética*. Ed. Océano.

Carper, Jean. *Remedios milagrosos*. Ed. Urano.

Curto, Loli. *Disfruta de la macrobiótica*. Ed. Océano.

Fernández, Dra. Odile. *Mis recetas anticáncer*. Ed. Urano.

Fernández, Dra. Odile. *Mis recetas de cocina anticáncer*. Ed. Urano.

Gawler, Ian. *Usted puede vencer el cáncer*. Ed. Sirio.

Gerson, Charlotte. *La terapia Gerson*. Ed. Obelisco.

Green, Shia. *Tempeh, la mejor proteína vegetal*. Ed. Océano.

Herp, Blanca. *Cómo curan los zumos verdes*. Ed. RBA.

Herp, Blanca. *Curas de frutas*. Ed. Robin Book.

Herp, Blanca. *Dietas detox*. Ed. Robin Book.

Jiménez Solana, José María. *Cáncer y Reiki*. Ed. Gaia.

Espe Brown, Edward. *La cocina Zen*. Ed. RBA.

Mérien, Desiré. *La combinación de los alimentos*. Ed. Integral.

Magee, Elaine. *Dime qué comer para prevenir el cáncer de mama*. Ed. Obelisco.

Meltzer, Dr. Barnet. *La alimentación equilibrada*. Ed. Océano

Moss, Michael. *Adictos a la comida basura*. Ed. Deusto.

Servan-Schreiber, Dr. David. *Anti cáncer*. Ed. Espasa.

Servan-Schreiber, Dr. David. *Curación emocional: acabar con el estrés, la ansiedad y la depresión sin fármacos ni psicoanálisis*. Ed. Kairós.

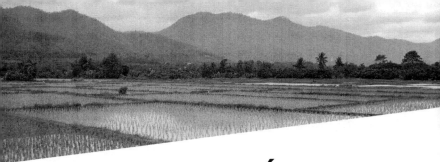

ÍNDICE

2. Zumos detox y terapia Gerson

3. Cáncer, nutrición y fitoterapia

Índice

Índice

Títulos de la colección Básicos de la salud

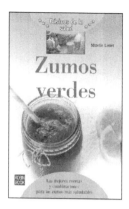

Zumos Verdes
Mirelle Louet

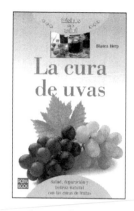

La cura de uvas
Blanca Herp

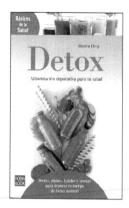

Detox
Blanca Herp

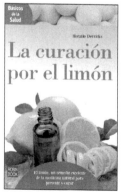

La curación por el limón
Horatio Derricks

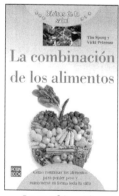

La combinación de los alimentos
Tim Spong y
Vicki Peterson

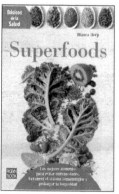

Superfoods
Blanca Herp